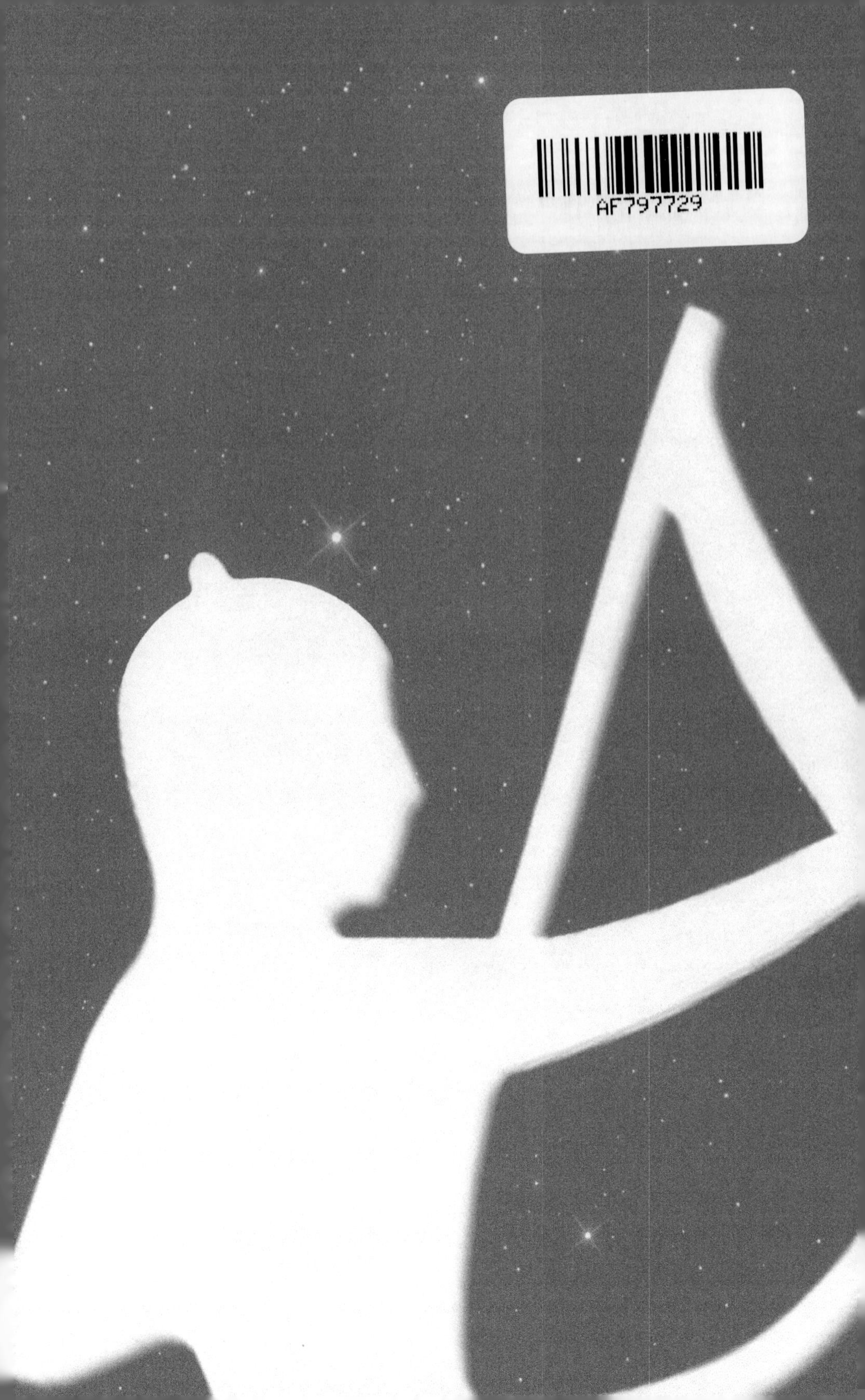

MIEDO
DIÁLOGOS ENTRE LA EMOCIÓN Y LA RAZÓN

Rafael Romero Rico

MIEDO

DIÁLOGOS ENTRE LA EMOCIÓN Y LA RAZÓN

Primera edición: marzo 2021

ISBN: 978-84-18663-26-0
ISBN digital: 978-84-18663-27-7
Depósito legal: M-7845-2021

Editorial Adarve
C/ Ros de Olano, 5
28002 Madrid
editorial@editorial-adarve.com
www.editorial-adarve.com

Impreso en España

A mis hijos, Celia y Diego.
Dais tanta luz a mi vida, que la noche más sombría
se convierte en un carnaval.

Vivo sumergido en la felicidad, la nostalgia y el abismo.

La pasión anda todo el día a guantazos con el hastío.

Mi bolsillo derecho rebosa valor porque el izquierdo está lleno de miedos.

A menudo me maravillo de cuán brillante puede llegar a ser la luz, para no inquietarme menos ante la desconcertante pureza de la oscuridad.

Los extremos me cortejan con el mismo celo que yo busco el equilibrio.

La escritura es mi purga; este libro, la espada que blando en medio de la niebla.

Ojalá su lectura sirva para guiarte a través de las sombras.

Si bien deseo aún más que eleve tus alegrías tan alto que, por un momento, sueñes que eres un niño que corre, vibrante y despreocupado, por la orilla de una playa infinita.

Será un honor ser tu escudero en la campaña que libras para convertir tus MIEDOS en miedos.

RAFAEL ROMERO RICO

SUMARIO

PREFACIO

Hay muchos libros que ya han hablado de las características técnicas del miedo. Lo han explicado bien, por lo que no me ocuparé aquí de ello. A modo de resumen, solo recordarte que el miedo es una respuesta natural de tu organismo. *A priori*, no es que no sea malo, es que es muy beneficioso. El miedo activa tu cuerpo para escapar de un peligro. Las órdenes vienen del más alto mando, la amígdala. Suele acertar, pero a veces conviene hacer una puesta a punto a tu instinto para que no sobreactúe.

El mejor símil para explicarlo es tomar al cuerpo como un dócil soldado raso que obedece las órdenes *de arriba* sin rechistar. Las articulaciones o las válvulas del corazón no tienen autoridad para cuestionar una orden directa de su capitán. Si los pulmones reciben la advertencia de que hagan acopio de aire porque los músculos necesitan más oxígeno para enfrentarse a un peligro, los pulmones, fieles y eficientes, actúan sin protestar. Solemos agobiarnos pensando que nuestro cuerpo hace cosas extrañas, como sorprendernos con repentinas hiperventilaciones, sofocos o taquicardias. Esos cambios fisiológicos lo único que vienen a decirte es que tu maquinaría funciona a la perfección, por tanto, deja de preocuparte y alégrate de tener un batallón tan servil a la causa.

Ahora bien, cuando el cerebro manda un comunicado donde afirma que hablar en público es lo mismo que salir a cazar leones, se está equivocando. Por eso nuestros esfuerzos van a ir dirigidos a negociar con los altos cargos de tu ejército: los pensamientos. De los diálogos entre la razón y la emoción ha nacido este libro.

Cada capítulo está dividido en dos apartados. Emoción y razón. Las ideas con las que se inicia cada tema representan la parte visceral del miedo. Es el espacio para que se exprese. Una parte no solo inevitable, sino necesaria.

Después intentaremos bajar el miedo a la tierra: la razón. No nos devaluaremos por padecer miedo, pero cuando sea excesivo y nos bloquee, o esté injustificado, lo transformaremos en algo que nos sea de utilidad.

En este libro no hay un malo, la primera parte de los capítulos, y un bueno, la segunda. El miedo genera emociones que llamamos negativas, pero es que llorar o enfadarse no es malo. Ni bueno. Es lo que es. Esas vivencias forman parte del proceso natural de ir encajando lo que nos vamos encontrando a lo largo de nuestra vida. El problema surge de lo que hacemos con esas emociones, no del miedo que las genera. El miedo te habla, tú decides qué hacer con el mensaje. La razón y la emoción no han venido a destruirse, sino a complementarse. No despreciamos nuestros miedos: los escuchamos, los respetamos, los aceptamos y finalmente, los trascendemos.

Mis miedos son tan numerosos y controvertidos como puedan ser los de este libro, pero no necesariamente son de ellos de los que hablo. A veces sí, a veces no. Está escrito en primera persona porque pienso que así, al leerlo, es más fácil que te identifiques con el latir de las palabras. Puedes tomar esta explicación como un burdo intento de poner fuera lo que es mío. No lo es, pero entiendo que pienses que podría serlo. Zanjemos esta cuestión. Que se atribuyan a mi nombre las confidencias más indecorosas, y dejemos el resto a los demás. No huyo de esa acusación, tan solo es que mi humilde persona no es digna de abarcar ella sola la grandeza de la humanidad.

No todo se puede explicar a través del miedo, pero la teoría sobre la que se sustenta este libro es que el miedo es un elemento omnipresente en todos nuestros problemas. Trabajar sobre él no será suficiente para solucionarlos, pero siempre formará parte del éxito. Un día hice un listado de las dificultades que nos encontramos los seres humanos en este extraño baile que es la vida y encontré que, en todas ellas, una constante se repetía. El miedo. Asusta lo asustados que estamos. Ese día me puse a escribir este libro. Desde ese día, cada palabra escrita, cada pensamiento engendrado y custodiado, ha tenido por sentido que te sientas menos solo por tus miedos. Deseo que no te avergüences por ellos, que seas capaz de encontrar el equilibrio entre la aceptación de tus miedos y el compromiso para domesticarlos, y por encima de todo, mi ambición es que por poderosos y hechiceros que sean tus miedos, sean ellos los que se pongan al servicio de tu felicidad y no seas tú quien se arrodille ante sus ruegos.

...inestabilidad

Si no soy útil, me siento inútil.

No, no caigo en la redundancia. La ausencia de algo no tiene por qué ser la confirmación de su contrario.

No es mi caso.

Si no tengo calor, estoy frío.

Vivo con pasión o con desgana.

Soy feliz o desdichado.

Vigoroso o débil.

Cabalgo el futuro o me arrolla.

Amo u odio.

Me enemisto y reconcilio con la vida y las personas con la misma facilidad con que las nubes van y vienen en primavera. Y no me enemisto y reconcilio de cualquier manera, lo hago con la intensidad de una tragedia griega.

No sé a qué atenerme.

Devoro o estoy inapetente.

El vuelo de una golondrina llama mi atención, como todas las orquestas del paraíso sonando a la vez no consiguen despertar mi interés.

Tan pronto me comprendo, como soy el más indescifrable de los enigmas.

Ahora no soy capaz de sacarme defectos, para, poco después, darme asco.

Tengo frío o calor, no sé lo que es estar templado...

Así soy.

Aceptarlo, me hará menos impaciente.

No saldré tan corriendo de un lado, que inevitablemente acabe chocando con su contrario.

Me es extremadamente difícil estar templado.

Esto es así.

En esencia, siempre será así.

Hay mucho bueno en ello.

Intentaré suavizar lo que de malo tiene.

Mi desprecio me empuja contra mis opuestos, mi aceptación estabiliza los polos…

…no tener el control

Tengo miedo a que ninguno de mis esfuerzos sirva para dirigir mi destino.

Que el deporte, la alimentación, la constante supervisión de mis pensamientos, no sean más que el juego de un niño que cree poder desviar la tormenta con el imperio de su pequeño dedo índice.

¿Y si no sirviese de nada? ¿Absolutamente, de nada?

¿Y si el universo es ajeno al más desgarrador de mis gritos?...

Con todo, aun si fuese cierto que tengo el poder de una pluma para mover montañas, seguiría adiestrándome en elegir los colores adecuados para pintar mi felicidad. Tanto asfixia la horca como la indefensión.

...machacarme

Si hablo, me machaco porque creo que digo tonterías; si guardo silencio, me machaco porque parezco tonto.

Si me arriesgo, me machaco por temerario; si soy prudente, me machaco por cobarde.

Si soy generoso, me siento un bobo por dar lo que no recibo; si me quedo con lo que es mío, me machaco por egoísta.

Si soy diplomático, me acuso de falta de personalidad; pero si mantengo mi postura, me machaco por soberbio.

Si hago muchas cosas, me machaco por inquieto; si hago pocas, me machaco por falta de ambición.

Si hablan mis emociones soy un crío, si lo hace la razón, un carcamal.

Si soy espontáneo, me machaco por impredecible; si sigo las normas, me machaco por cuadriculado.

Tengo miedo a moverme porque, vaya donde vaya, siempre me machaco.

Podría permanecer quieto, pero entonces me machacaría por mi pasividad.

No entiendo por qué me llevo tan mal conmigo mismo.

No me soporto ni al respirar.

Si siguiese renglón a renglón los requisitos para ser una buena persona, me seguiría despreciando.

Es una trampa.

Mi autoestima es un recipiente lleno de agujeros.

Insaciable.

Me siento un niño permanentemente evaluado por sus padres, profesores y dioses.

Su decepción vuela al acecho sobre mi cogote.

Los logros no son más que treguas, los fallos, confirmaciones de mi ineptitud.

De la esquina de mi estima cuelga una etiqueta: «Se vende».

Me la pusieron al nacer y aún no me he desecho de ella.

Mi vida transcurre en un escaparate. Tengo que justificar que soy un producto digno de ser comprado si no quiero acabar olvidado en un desván lleno de polvo.

Soy un objeto con la mirada de un perro callejero: «Por favor, cómprame»…

Ya está bien de vivir con miedo al abandono.

Ya está bien de vivir con miedo a no dar la talla.

Ya está bien de juzgarme con tanta dureza.

He de convertir la distancia entre quien soy y quien quiero ser en un aliciente, no en una daga que me abre las entrañas.

En mi biografía debe existir alguien que, hiciese lo que hiciese, nunca le parecía suficiente.

Esa voz solo perdura porque yo mantengo vivo su eco.

Puedo, y mucho, mejorar mi conducta, pero no puedo mejorar mi persona.

Básicamente, porque las personas no tenemos una etiqueta de la que cuelga un precio.

Todo en la sociedad está dispuesto para que así sea. Dispondré, por tanto, todo en mí para impedirlo.

¿He fallado? Pagaré lo que tenga que pagar, perderé las oportunidades oportunas, pero no voy a devaluarme por equivocarme. Las condenas por mis defectos serán prácticas, no morales.

Mi amor propio ya no está en venta.

Me jode profundamente no hacer las cosas como desearía, errar, pero machacarme no me hará acertar.

Tengo mucho que cambiar de mí mismo para perder el tiempo machacándome.

De los idiotas solo puede esperarse que hagan idioteces.

No voy a ponérmelo tan fácil.

No soy idiota…

…cuadriculado

Tengo miedo a romper mis rutinas, mi disciplina en el deporte, mi orden en el hogar, mis valores y mis costumbres. Miedo a que si dejo de hacerlas, aunque sea una sola vez, la pereza y la desidia salgan a mi encuentro.

Temo perder el hilo al buen hacer y enredarme en la desgana.

El más leve incumplimiento de la norma amenaza con el más pesado de los castigos.

No ir a correr cuando he dicho que iba a hacerlo, o dejar la cama sin hacer o la mesa sin recoger, aunque sea una sola vez, podría ser el fin de quien soy, y el comienzo de alguien que no quiero ser.

Sé serlo y, solo una voluntad de hierro me ha permitido esconderlo.

No hay cabida para el descuido.

No hay margen de error.

Es mucho lo que me juego…

El caos no aparece al mínimo descuido del orden.

Si no me permito perder, ni una sola vez, nunca habré llegado a ganar.

De qué sirve ganar, si no hay instante que no tema perder.

Las victorias de verdad son las que se permiten pequeñas derrotas.

Las otras son las victorias de los cobardes…

...río

El río arrastra la vida corriente abajo.

Voluntad infatigable.

Ronroneo casi eterno.

La belleza está en su movimiento, tanto como el desconsuelo de no poder detenerlo.

Vanidoso, hace suyo todo lo que cae en su estela.

Amo este río tanto como lo temo.

Mi hija de diez años me ha dicho:

«Quiero casarme. Y tener hijos. Y trabajar, y viajar y comprarme un perro.

Pero si hago todo eso, morirán los abuelos y voy a llorar media vida.

Luego moriréis vosotros y lloraré un mogollón más.

Pero lloraré y no pasará nada.

¿Para qué llorar?

Luego moriré yo y lloraré.

Bueno, no podré llorar,

porque no estaré.

¿No puedo crecer sin que muráis?

Esto es un rollo. Está fatal. Estoy *traumá*»...

Argumenté que, si no hubiese fin, no valoraríamos el camino.

Pero es una niña lista.

Si esta explicación no convence a los adultos, ¿por qué iba a servirle a ella?

La dejé en la cama llorando.

No quise calmarla con nanas que tienen fecha de caducidad.

Sus lágrimas eran sanadoras,

nutren la tierra en la que a su debido tiempo echará raíces la pérdida…

...pactar con el diablo

Temo que mi móvil me mande un gráfico pulcramente detallado de dónde he estado el último mes. Como si fuese un muñeco de un videojuego cuyas libertades poseen un patrón que puede ser estudiado, desmenuzado y controlado.

Temo que, en aras de la seguridad, un tercero haga uso de esos patrones.

Temo lo que para ese tercero signifique la palabra seguridad. ¿Controlar quién entra en los restaurantes donde se devora carne, será para un vegano una medida justificada en la premisa de un bien mayor? ¿Bajo esa misma ganancia colectiva, el cristiano supervisará quién no va a misa?

Temo que el miedo a enfermar, sufrir o morir crezca tanto en mí, que no me importe ceder mi libertad a cambio de protección.

Temo el día en el que se vuelvan contra mí todas las veces que fui cobarde, que no miré más allá de mi satisfacción inmediata, que pagué bajo cuerda al diablo con tal de que me sacase del fango, que fui tan iluso de creer, que la vida nunca me pediría cuentas por mi vergonzosa facilidad para mirar hacia otro lado...

Quiero que la gente tenga la oportunidad de engañarme esquivando el «ojo de red» que todo lo ve. Solo así sabré si me son fieles por decisión o por imposición.

Quiero que el caos tenga cabida en mi vida aun cuando este pueda dañarme.
Prefiero ese bofetón al de la desidia que hay tras el orden.

Quiero ser libre, más aún que estar vivo…

...no ser feliz

Tengo miedo a no ser feliz.

Ver los vencejos volar alrededor del campanario y no ser capaz de desplegar mis alas.

¿Para qué volar si nada me interesa observar?

¿Cómo puede ser verdad que ayer mismo cayese en picado junto a mis amigos, revolotease en torno a mis pretendientes, cortejase al sol, burlase al viento, fuese el primero en lanzarme desde el nido y el último en regresar? ¿Cómo puede ser verdad?

Quizás, si pidiese a mis alas alzarse, obedecerían, pero para qué iba a suplicarles tal cosa. Lo único que quiero es tapar mis ojos con ellas hasta desaparecer.

Si yo no veo el mundo, él no me verá a mí.

Tu mirada me agota.

No entiendes por qué no vuelo. No dejas de preguntármelo incluso cuando guardas silencio.

Ojalá supiera contestarte. Pero no sé.

¡Deja de interrogarme!

¿Debería dejarme caer?

Quizás, cuando vea acercarse el suelo, mi instinto de supervivencia despliegue las alas que el desánimo ha entumecido. Lo deseo con todo mi pequeño corazoncito. Lo deseo tanto, como que no se abran y por fin pueda descansar.

Un pájaro que no puede volar, no es un pájaro. Ya está.

¿Qué me pasa? ¿Cómo puede ser verdad que la primavera anterior volase con tanta gracia? ¿Será una broma del destino? No puede ser otra cosa.

Me reiría, pero la carcajada sería tan macabra que te aterraría.

Mejor que no sepas de mi sufrimiento. Lo padeces: para ti también es triste verme pasar los días y las noches inmóvil en el nido, pero no puedes siquiera imaginar hasta qué punto se me rompe el corazón de no poder volar, más aún no estando mis alas rotas.

Hay algo que temo más que a la muerte, y es que este nido sea mi nicho en vida…

A veces me descubro paseando por la felicidad.

De repente, una densa niebla me envuelve y, para cuando se esfuma, me encuentro solo y desorientado.

Entonces, siento que no podré regresar.

Estoy equivocado.

Si un día di con la felicidad, es porque una senda conduce a ella.

La encontraré.

Preguntaré a las personas apropiadas para que me ayuden a hacerme las preguntas adecuadas.

Y más allá de las respuestas, descubriré, sin darme cuenta, que esas preguntas han levantado una suave brisa bajo mis alas haciéndome volar. Tímidamente.

Un vuelo corto y tembloroso.

Pero un vuelo que ha despertado a una vieja amiga que daba por muerta:

la esperanza.

No tengo que envidiar a los vencejos que vuelan a mi alrededor, tengo que ser paciente y, al menor descuido de mi tristeza, subirme a su estela.

¿Por qué no vuelo? En la pregunta está la respuesta.

Volar es una acción irreflexiva, el pensamiento me amarra a tierra.

No he de hablar,
he de batir las alas…
Al principio no me alzaré,
seguiré batiendo las alas...
Dudaré,
no me escucharé y seguiré batiendo las alas...

Seguiré y seguiré hasta que un día, desde el aire, me preguntaré:

¿Cómo puede ser que la primavera anterior estuviese convencido de que jamás volvería a volar? Qué cosas se le pasan a uno por la cabeza cuando sus plumas están humedecidas por el rocío de la melancolía.

...dolor

Cruel. Poderoso. Nadie como tú sabe ridiculizarme. Doblas mi voluntad con una simple carcajada.

Es digna de alabanza tu maestría para hacer caer tan a plomo el telón sobre mis ilusiones. Tú mandas. Yo obedezco.

Antes de que aparezcas me siento fuerte. Hago planes para vencerte.

No hace falta más que ser acariciado por tu sombra para que se derrumben los muros que tan infantilmente levanté para impedirte el paso. Director de orquesta, nada sucede en mí sin tu beneplácito.

Conviertes la luz en oscuridad con un leve desdén de tu mano.

Desespero. Grito. Me rompo en mil pedazos. Me llevas tan hondo que olvido quién soy, borras quien fui, no das opción a proyectarme en quien podría ser.

No es miedo lo que te tengo. Es pavor.

Tú, dolor, haces sangrar cada letra de mi nombre. Te maldigo. Nunca, jamás, podré odiar a nadie tanto como a ti te odio. El día que te encuentres con un espejo y la pena te derribe, defecaré sobre ti hasta que las puertas del infierno se abran y seres del inframundo te devoren en un banquete al que nunca le llega el fin por más que lo supliques...

Dolor, en cuanto me das una pequeña tregua, las respuestas sobre el sentido de la vida se resuelven, sobre todo porque las preguntas se desvanecen:

El sol en mi cara…

Mis dedos entrelazados acariciándose a sí mismos…

El viento haciendo bailar un cabello que cae sobre mi frente…

Las oraciones de dios en boca del trinar de los pájaros meciendo mis oídos…

La compañía recibida de la furtiva visión de un caminante…

El agua me sacia, el pan me basta, mis calles me sobran…

Los malentendidos palidecen, el amor brota a cada esquina como una primavera ebria...

Nada necesito, nada anhelo, más que no tener ese dolor degollando mis esperanzas.

Cuando vengas, solo soñaré con toda la felicidad que me inundará cuando te vayas…

...libertad

¿Y si tu búsqueda ha dado sentido a mi vida y, al agarrarte, descubro, como el que no encuentra a nadie tras el rumor, que el mar se le queda grande a quien no sabe navegar?

¿A quién culpar ahora que soy libre?

Dolorosa amputación haber perdido el derecho a llorar. A quejarme.

¡Libertad! El abanico de posibilidades es tan vasto que me abruma.

La más pequeña de las decisiones se ha convertido en un ejercicio de ingeniería cuántica. Con lo fácil que era la vida cuando tenía que decidir entre bueno y malo, listo y gilipollas.

Soy libre... Y ahora, ¡qué!

¿A disfrutarla? Qué remedio. Uno no es libre de perder la libertad cuando ya la ha conseguido. Mi libertad es una condena.

¿A disfrutarla? Qué remedio. Uno no puede autoengañarse cuando ha descubierto que se engañaba.

¿A disfrutarla? Qué remedio. Pero, ¿y si no hay mayor disfrute que perseguirla?

Si ni habiendo metido en el bolsillo la quimera de la libertad soy feliz, tengo miedo de que nunca nada pueda serenarme.

Temo tener los bolsillos llenos de monedas de oro y no saber en qué gastármelas.

Temo ser el más miserable de los pobres. El que siendo rico no conoce más pobre que él.

Intentaré engañarme y decirme que no soy libre, la libertad es agotadora y despiadada...

Ser más libre que ayer no me convierte en libre, sino en menos esclavo que el día anterior.

La libertad abruma. También lo hace la belleza y no por ello nos escondemos de ella.

La libertad no da dolor, da plenitud. Lo que sucede es que cuando algo se hincha sus márgenes se tensan. Eso que llamo dolor no es otra cosa que sabiduría en crecimiento.

La libertad me llevará hasta la nota aislada del violín por encima del tumulto de la orquesta.

Te temo, pero más aún te amo…

...tiempo

No me es fácil encontrar algo que tema más que despertarme hoy y comprobar que tengo más ayeres que mañanas.

Sí hay algo que temo más. Que sean a mis seres queridos a quienes no les salgan las cuentas.

¿Se puede temer más algo que la impotencia?

He volcado sobre el tiempo toda la fuerza de la que soy capaz.

Toda.

Y no he sido capaz de detenerlo.

Si va lento, me aburre y quiero acelerarlo; cuando corre, hago lo posible por ponerle la zancadilla.

Temo que un día se plante frente a mí y me escupa: «A ver, ¿qué cojones quieres?».

Temo los callejones sin salida.

El tiempo es el laberinto más enrevesado que ha creado el universo.

Si el creador me cediese la batuta, permitiéndome establecer las reglas del juego, no sabría cómo hacerlo. ¿Qué puede dar más miedo que la propia incapacidad para hacer las cosas distintas de como se hacen, cuando no te gustan cómo se están haciendo?

Me da miedo el gran mago que es el tiempo. Todo lo borra. Todo, a su debido tiempo, desaparece dentro de su chistera: amores y pasiones; infancia, madurez y vejez; viajes y aventuras; sueños, recuerdos e ilusiones; hijos, padres, hermanos, parejas y abuelos; esperanzas y certezas; placeres carnales y espirituales. Todo, todo, todo se desvanece. Hasta el surco que dejaron nuestras zarpas cuando nos agarrábamos a la vida para no ser arrastrados a la insondable oscuridad, perforado durante decenas y decenas de años, acaba siendo engullido por este incomprensible enigma llamado tiempo…

Quizás, no deba frustrarme por no saber cambiar las leyes.
Quizás, las leyes están bien como están.
Quizás, no tengo que pretender comprenderlo todo.
Con seguridad, no debo temer no entenderlo.

El tiempo, en su lento discurrir, va macerando nuestra piel con las asperezas que deja el viento. Las cicatrices son las madres que nos dan una identidad, un nombre propio. Son las marcas que nos hacen únicos y diferentes. El tiempo hace que yo sea yo, y no cualquier otro.

El tiempo cura heridas. Sin la ayuda del paso del tiempo nos desangraríamos.

Huir del paso del tiempo es temer el examen de final de curso. Solo experimentarán angustia los que no hayan hecho los deberes a su debido momento.

Aquellos que más intensamente viven les dará pereza morir, pero no se reprocharán a sí mismos tener que morirse.

Yo he vivido intensamente.

¿Cómo lo he logrado? No perdiendo de vista el paso del tiempo.

El paso del tiempo, pues, es un amigo que ayuda tanto a vivir como a bien morir.

Toda canción debe tener un principio, una trama y un final.

No ponerle término es precipitar su ocaso: la incansable repetición de un placer lo hace prematuramente perecer.

Si la vida fuese una melodía y yo fuese el compositor, el tiempo sería el ritmo que marca ese principio, trama y final. Sí, no puedo negarlo. Esto es un callejón sin salida. Un hermoso y cruel callejón sin salida. Puedo protestar, debo de hacerlo, de hecho, pero no tengo por qué temerlo…

…insomnio

Como un hilo de aceite que se va colando por las rendijas del techo, el insomnio se derrama en la oscuridad preparando el resbalón que vendrá durante el día.

Bajo la luna se le padece, bajo el sol se le teme.

Intentar dormir cuando tienes insomnio es como estar en medio del desierto muriéndote de sed, y que te ofrezcan un vaso de agua hirviendo.

Por eso retraso irme a la cama siendo lo que más quiero.

El insomnio hace las cosas al revés. Te espabila por la noche y te adormece durante el día. ¿Tendré que hacer el pino para deshacerme de él?

Temo convertir un placer en un tormento.

Temo que la falta de sueño me reste capacidades durante el día.

Temo la ansiedad que electrifica mi cuerpo entre vuelta y vuelta persiguiendo el sueño.

Temo la nitidez y veracidad de unas voces nocturnas que me llevan con asombrosa facilidad a mis infiernos.

Temo que la ausencia de sueño me vuelva ausente y taciturno en la vigilia.

Temo que el insomnio no sea un destello puntual, sino un resplandor permanente que deslumbre la noche.

Temo que algo no marche bien en mí, ¿cómo no soy capaz de desconectar mi propio cuerpo?

Temo que la luna y las estrellas se hayan obsesionado con mis ojos, y no permitan que los párpados que los custodian se cierren ocultándoselos.

Temo cogerle miedo a dormir...

Cortejar al sueño es como hacerlo con cualquier otra diva: debo mirar hacia otro lado y no mostrar mi ansia por poseerla. Cuando menos me lo espere, a veces más tarde que pronto, mi indiferencia se le hará irresistible y acabará siendo ella quien me seduzca a mí.

No es a los infiernos donde me llevan las voces del insomnio, sino debajo de la alfombra. Ese lugar donde voy acumulando los problemas, dudas y contradicciones. No puedo culpar al insomnio de tener mierda en mi casa sin limpiar.

La mejor manera de retrasar la llegada de Morfeo es forzando su llegada. Esta es una de esas guerras que se ganan no librándolas.

Tú mandas,
yo obedezco.
Tú decides,
yo espero.
Tendré todo dispuesto para cuando quieras honrarme con tu presencia, mientras tanto, esperaré pacientemente.
No puedo hacer otra cosa.
Hacerla solo te pondrá de mal humor, retrasando tu vuelo sobre mi cama.

No te ofendas, pero no te temo.
No temo tu indiferencia.
No temo tu arbitrariedad.

No soy ningún niño que tema los fantasmas. No porque no los tenga, sino porque los acepta.

No temo dormir poco. Ese exiguo respiro será más que suficiente para pilotar un avión al día siguiente.

No temo desvelarme cuando la intensidad del día encuentre eco en la noche.

Aprenderé a esperar.

Aprenderé a dejar mi mente en blanco.

Aprenderé a dejar entrar a los lobos en mi cerca, confiando en que si les ignoro, el aburrimiento les hará marcharse.

Aprenderé a dormirme, no a estar tan cansado que tú me duermas a mí.

No me distraeré leyendo o viendo la televisión, jugando al despiste. El sueño no me alcanzará mientras huyo de mí mismo. Seré yo quien le alcance a él sin mover los pies. Hay viajes a lugares muy lejanos, que se emprenden quietos y en silencio...

…mirar atrás

Temo mirar atrás y no ver lo que deseo ver.

Temo llegar al final, ya sea de mi experiencia laboral, mi matrimonio o mi tiempo, y sentir el deseo irrefrenable de retroceder las agujas del reloj para hacer todo aquello que el miedo me impidió hacer.

Temo no haber vivido la vida intensamente.

Pendiente de no anticipar la caída de la gran noche, pero demasiado alejado del borde del precipicio donde se oye la mar y el sol te acaricia en su imperturbable despertar.

Temo no haber aprovechado mi vida.

Mirar sobre mis hombros y no sentirla plena.

Demasiadas cosas sin hacer.

Demasiados sentimientos sin masticar.

Demasiados miedos.

Miedo a encontrar detrás de todas esas carencias, al acecho, el miedo. Siempre el miedo.

Miedo a que todo aquello que no he hecho no sea porque fuese imposible, sino porque mis miedos me lo han hecho imposible…

Con razón debo temer estos miedos.

Estoy a tiempo.

Cuando al llegar al final miras hacia atrás y ves luz, las infinitas tinieblas que se abren por delante se vuelven más soportables. Haré lo que tenga que hacer para dejar un sendero luminoso tras mis hombros.

Dedicaré mi vida a responder afirmativamente una pregunta. La única pregunta realmente importante.

¿He aprovechado mi vida?

Si la respuesta es sí, nada debo temer.

Estoy a tiempo…

...vida previsible

Temo una vida sin sorpresas. Predecible.

Temo que alguien me diga cuál va a ser el regalo de mi cumpleaños.

Temo que el parte meteorológico sea tan preciso que sepa en qué minuto exacto dejará de llover.

Temo que el making-off de una película me descubra que Superman no puede volar.

Temo que exista un manual que explique paso por paso cómo debo follar y cómo deben follarme.

Temo que un amigo me enseñe demasiadas fotos de un viaje que quiero hacer.

Temo, como gigante de carcajada de hojalata, que me obliguen a llevar conmigo unos grilletes con un teléfono móvil al final de la cadena. No quiero saber dónde he estado cada puto minuto, cada puta hora, cada puto día de mi vida...

Quiero que una parte de mí siga creyendo en los Reyes Magos. Si conozco el itinerario de mis padres a través de su móvil, les descubriré y la realidad colonizará esa pequeña esquina donde aún residía la fantasía.

Quiero ver un partido de tenis o una carrera de Fórmula 1, y desconocer las estadística que en el minuto uno me revelan quién ganará dos horas después.

Quiero que la gente se pueda equivocar, para poder decidir si darles otra oportunidad.

Quiero una vida donde la épica tenga cabida, algo solo posible si esta no es previsible.

Quiero una vida con sorpresas…

...in fraganti

Temo que me levanten la corbata o la falda y descubran al niño travieso que me acompaña desde la trastienda.

Temo hacer caer por un descuido el castillo de naipes que con tanto ahínco he construido.

¡Ten más cuidado!

Lo intento, pero las mentiras siempre andan amenazando con desmoronarse.

Me horroriza que me pillen y, con todo, sigo haciéndolo.

Me siento enfermo.

Apenas consigo disfrutar del pecado. No ha abandonado mi boca camino del estómago y ya me estoy arrepintiendo.

Entonces...

¿Por qué cojo ese dinero que no es mío?

¿Qué hago buscando la felicidad en esas bragas que no son del armario de mi chica?

¿A quién quiero engañar escondiendo esa botella de alcohol?

No puedo evitarlo.

No puedo, ¿o no quiero?

No quiero evitarlo.

No quiero hacer daño.

No quiero renunciar.

No quiero sufrir.

No quiero perder la oportunidad.

No quiero seguir a pies juntillas todo lo que debería de hacerse para dormir en paz.

No quiero acabar comiendo solo porque no sé tener la boca cerrada.

No quiero dejarme sin probar ningún dátil que el árbol de la vida deje caer sobre mi plato.

No quiero pasar por la humillación de ser pillado in fraganti encaramado al árbol que juré jamás merodearía.

No quiero ser testigo de la supremacía del instinto sobre la razón.

No quiero que un instante de placer destruya una vida de buen hacer.

Y con todo, aquí estoy agarrado a una botella de whisky, con unos billetes que no se han ganado mis manos, acariciando con mi rostro el contorno abultado de unas bragas que humedecen mi conciencia hasta convertirla en papel mojado…

¿Debería reprocharse la leona comerse al ciervo?

Y el ciervo, que hace lo posible por correr más que su compañero, poniendo por descarte la cabeza de su amigo en el menú de la leona, ¿debería sentirse culpable?

No puede compararse. ¡No soy una bestia!

¿Seguro que no?

Lo soy, si no mis fauces no chorrearían sangre.

Absurdo es negarlo.

Ahora, la cuestión no es si esto es malo o no, si dios se enfadará conmigo o si la gente me dará la espalda, sino si quiero, si me interesa perseguir ciervos o, por el contrario, enseñar a mi estómago los deleites de los pastos.

Haré o no haré.

Gozaré y sufriré mis decisiones.

No culparé al dado de dónde estoy. Una vez que saco un cinco y puedo salir a jugar, todo lo demás es cosa mía.

No me enorgulleceré cuando me descubran con el hocico hurgando en las entrañas de mi presa, no es tal mi locura.

Al ser pillado, inclinaré el mentón por respeto, no por autodesprecio.

No me amilanaré ante la fuerza de la bestia. La domesticaré. La cabalgaré. Negociaré. Fracasaré.

Si finalmente doy un zarpazo mortal al ciervo, será porque así lo he decidido. La palabra ganará al rugido.

No tengo miedo a la leona que llevo dentro.
No me avergonzaré de la sangre de mis manos,
siempre que haya sido la razón quien las haya manchado.

¿Miedo a ser lo que cada uno es?

No.

¿Orgullo?

Tampoco.

Soy lo que soy.

He hecho lo que he hecho.

Me esforzaré en hacer lo que quiero hacer, no lo que mi instinto me empuja a ser.

No temo ser pillado in fraganti domesticando mi bestia.

No pretendo que me perdones.

No pretendas tú que me culpe.

No es la culpa la que me ayudará a poner los estribos a la bestia, sino la responsabilidad.

Puedo perderte, puedo volver a empezar, puedo llorar, pero no puedo permitirme soltar las riendas y dejar mi destino al azar.

No temo que me pilles, temo pillarme a mí mismo habiendo dejado de luchar…

…autoayuda barata

Flota en el aire un ejército de frases bienaventuradas para ayudarme a dormir bien. Calmar mi conciencia. Respetar mi inevitable falibilidad humana.

Bien construidas en forma, pueden acarrear serias complicaciones si se hace un mal uso de ellas. No hay herramienta que deba estar exenta de supervisión. Ninguna. Por misericordiosa y buena que sea. Precisamente las misericordiosas son las más peligrosas, al ser las más golosas.

Me da miedo usar clichés como:
Me acepto incondicionalmente.
Soy lo que soy.
La imperfección es inherente a mi condición humana.
Qué le voy a hacer, no puedo agradar a todo el mundo.
No hay forma de aprender que no sea equivocándote.
El pasado es el que es, absurdo es torturarse.
Lo hago lo mejor que puedo. No puedo pedirme más…

Son frases sabias que, cuando las vacío de sentimiento, me vuelven necio.

No usaré la verdad de esas palabras para justificar una mentira.

No me ampararé en esas ideas para hacer resbalar mi responsabilidad ante el cambio.

No caeré en los maternales brazos de una madre que justifica todas las travesuras de su hijo.

No temo la complejidad de la vida; por tanto, no sucumbiré a los literarios cantos de sirena que pretenden simplificarla.

…inconformismo

Nada me vale.
Me avergüenzo de decirlo.
Esto no cambia que nada me vale.

Me da miedo llegar a esa cima bañada en oro y miel, y al coronarla, sentirme tan insatisfecho como cuando reposaba allí abajo en la orilla del río.

Me da miedo llegar a esa cima y que la satisfacción no tarde en ser sustituida por la ansiedad de conquistar la única cima que queda por encima de mí.

La siguiente cima que me busque estará en la luna.
Tengo que asegurarme de no poder llegar a ella.
Alcanzarla sería tener que reconocer que no hay lugar en el universo donde pueda estar en paz conmigo mismo.

Soy un perro de presa.
Si veo moverse algo en la maleza mi instinto me lanza como un resorte.
Envidio a esos perros cuyos cuerpos holgazanean bajo el porche con esa placidez inescrutable a mis sentidos.
En público los desprecio,
en privado los envidio.
Para mí es un misterio cómo se puede ser feliz estando quieto…

Los osos son solitarios y los lobos sociales.
Debo aceptar mi condición de moscardón.

Ni el acomodado ni el rebelde deberían renegar de la sangre que corre por sus venas.
Somos lo que somos.
Dicho esto,
haría bien en ser un poco lo que no soy.

¿No me gusta tener inhóspitas montañas que asediar?
Pues aquí tengo una que me mantendrá entretenido de por vida:
aceptarme tanto cuando estoy parado como en movimiento.

Comprendo las palabras, pero el grosor de mi cabezonería hace que les cueste calar en mí.
No dejaré de repetírmelas: no hay lugar donde hallar la felicidad que no sea aquí y ahora.
Dinero, belleza o prestigio son juegos de niños,
la montaña más salvaje que ascender está dentro de mí.

Estoy en movimiento por diversión,
y por pulsión,
no porque haya un lugar donde me esté esperando el abrazo de dios…

...enganchado

Voy a remolque de mis vicios.

Siempre lo he ido.

Nunca he conseguido abandonarlos. Si acaso, ellos me han abandonado a mí.

Puedo no comenzar, pero si empiezo, me es imposible terminar.

Quienes me conocen lo saben. Se les corta la respiración cuando me ven intercambiando confidencias con alguno de ellos.

No me trago ni una de sus mentiras, pero, de cara a los demás, los vicios no tienen mejor abogado que yo.

Me da pánico darme un primer beso con un vicio.

Soy muy enamoradizo.

Temo no poder engatusar la conciencia por mucho más tiempo.

Soy un malnacido.

Me desprecio con religiosa devoción.

Mi repertorio de excusas es amplio. Crece con el tiempo.

Estoy avocado al desastre.

He dado lo mejor de lo que soy capaz para evitarlo y he fracasado.

¿Tiene sentido seguir luchando?

No soy capaz de discernir si esa pregunta es otra excusa o una realidad.

Quizás lo saludable sería no resistirse más. Dejarme llevar.

Estoy agotado.

Nada cansa más que luchar contra uno mismo.

¿Cómo puedo tener un miedo tan atroz a caerme y aún así no bajarme de la copa de ese árbol?

Soy patético…

No diré que mi fortaleza está en mis debilidades.

Diré que mi fortaleza está en respetar y negociar con mis debilidades.

Huir, a veces, es la mayor victoria a la que puedo aspirar.

Me hablo demasiado. Esto es un problema. Los vicios son unos grandes embaucadores. Pecaré de soberbia si creo hacer un mejor uso de la palabra que ellos.

No habré conocido a un legítimo tramposo hasta que haya intimado con un vicio. Es digno de admiración su talento para convencerme de hacer lo que juré que nunca más haría.

No más trucos de trilero.

No más prórrogas.

No más intentos.

No más echar balones fuera.

No más promesas desgarradas.

No más desprecio.

No más patadas al aire.

No más miedo.

Da igual el vicio que sea. Nicotina, sexo, juego, riesgo, trabajo, belleza, alcohol, dinero o cocaína, todos corren por la sangre de mis venas. Si limpio durante tres semanas mi sangre de impurezas, aunque ahora me parezca imposible de creer, mi alma salivará menos cuando la depravación desnude su lozana juventud frente a mí.

¿Cómo logro aguantar esas tres semanas?

Aguantando.

¡Qué fácil!

No he dicho que lo sea.

¿Sufriremos?

Probablemente.

¿Qué podemos hacer?

Poca cosa. Jodernos y esperar.

¿Ya está?

Sí.

Tendremos tentaciones.

Viviremos dentro de la tentación.

¿Y si lo correcto es dejarse llevar por ella?

Eso lo responderemos después.

Pero…

Me aburres. Déjame en paz.

No podrás no escucharme.

No, pero tú no podrás obligarme a responderte.

Caeremos.

Ya veremos.

Caeremos.

Me levantaré.

Somos mierda.

Eso quieres que crea. Las mierdas no pueden esperar gran cosa de ellas mismas.

Fracasaremos. Como siempre.

Hasta que no lo haga.

Cuanto más convencido estés de que esta vez lo lograrás, más sonoro será el desengaño. ¿No temes la humillación?

Miedo me daría estar en medio de la niebla y no saber dónde ir. Tengo un plan.

Conozco ese plan. Jajajajaja.

Te veo en tres semanas. Adiós.

Dame la espalda, pero no podrás escapar tan fácilmente de quienes somos. El vicio no corre por nuestras venas, el vicio somos nosotros. ¡Háblame hijo de puta!

…otra vez el dolor

El emocional me da miedo, el físico me aterra.

El dolor, alcanzado cierto umbral de crueldad, ya no pertenece a un plano físico o mental.

No hay dolores del cuerpo o del espíritu.

Solo hay dolor.

Dolor.

Ese agujero negro que todo lo engulle.

Mis ilusiones caen irremediablemente como un pájaro al que le quitas de golpe el viento.

Nada, nada sobrevive cuando él está.

Con lo fértil que es mi tierra, cuando el dolor brota mis cultivos acaban siendo un campo yermo donde nada verde puede crecer.

Por no crecer, no logra hacerlo ni la esperanza.

El dolor es una nube de cemento que se derrama sobre las semillas de la vida.

Cuando la vida duele, duele de verdad, me pregunto si no sería mejor no haber nacido.

Con qué gracilidad vierto estas palabras ahora que no hay dolor. Ni la primera letra de este libro habría podido redactar si el dolor estuviese escribiendo sobre mi piel con su despiadada pluma…

No hay muchos consuelos, pero son suficientes:

La vida canta más que duele.

Quejarse del dolor solo hará más doloroso este.

Todo dolor acaba por marcharse. A malas, te mueres. Lo que no deja de ser un consuelo si del dolor no puedes deshacerte.

Andar preocupado con cuándo te visitará es muy estúpido. La ansiedad no hará menos doloroso el dolor, además de sumarle el dolor de la espera.

Siendo innegable que el dolor duele y que no hay cabrón más grande que él, duele más cuando te lo imaginas que cuando lo padeces. Los fantasmas se vuelven más pequeños cuando los tienes cara a cara. Siendo cierto en muchas ocasiones, aquí es mentira, pero para luchar contra el dolor hasta engañarme me tengo permitido.

Una cosa es cierta. Me equivoco al decir que el dolor es insoportable. He pasado por él otras veces y, a la vista de los hechos, no puedo negar que lo he soportado. No usaré palabras falsas para definirlo.

El dolor me engrandece.

No, eso no. Hasta las mentiras tienen un límite.

El dolor se sufre, se padece y se soporta.

Se le odia.

Intentas distraerte.

Haces un llamamiento a la calma.

Se le desea la muerte más de lo que puedes deseárselo a nadie.

Y mientras tanto, un día, cuando menos te lo esperas, se ha ido a joder la vida a otro.

Visto así, tanto miedo es injustificado…

…desidia

Aquí estoy.

Tirado sin nada que hacer.

¿Sin nada que hacer?

Cierto. Matizo.

Sin nada que me apetezca hacer.

He estado viviendo como un autómata. Como todos vosotros.

Avanzo un día y otro por esta rueda para hámsteres venidos a más.

Me levanto, ejecuto mis tareas como un crío obediente y vuelvo a la cama, donde recuperaré las fuerzas necesarias para seguir al día siguiente con tan ridículo peregrinaje.

No hay que dejar de moverse, solo así puedes evitar tomar conciencia de tu estupidez.

Me planto.

Ojalá nunca me hubiese dado cuenta de que formo parte de una inútil cadena de montaje sin un propósito mayor que el que pueda tener un molde de magdalenas, pero supongo que un fallo de fabricación me ha permitido percatarme del mecanismo de mi existencia. Qué le vamos a hacer.

Nada me interesa.

No volveré a vestirme para salir a la calle.

¿Pereza?

No, insubordinación.

Y con todo, me da miedo caer en esta desidia que, adueñándose de mis ilusiones, va arrastrándome hacia una larga noche sin sueños…

La desidia necesita echar raíces para sobrevivir.

Por eso he de moverme.

Puedo llorar mientras lo hago, renegar de la utilidad de mi acción, pero he de estar en movimiento.

La desidia cala en la quietud.

Cuando construyo en mi cabeza planes a corto y largo plazo, individuales y grupales, éticos e inmorales, la imaginación vuela por encima de las nubes y lo que contempla, despierta un cosquilleo en mis pies.

¿Cómo he llegado aquí, derramado en el suelo tras ser derribado por la desilusión?

Esa pregunta la responderé después.

Ahora centraré todos mis esfuerzos en levantar mi culo del suelo.

¿Cómo hacer cuando nada quieres hacer?

Haciendo.

No hay otro camino.

No pienses, haz.

No te hagas preguntas, y no habrá respuestas que se interpongan en tu camino.

Debo aprende a andar en la oscuridad.

Mi propósito es andar, no llegar a nada.

El que anda con esta determinación, siempre acaba por llegar a algún sitio…

...reflejo

Tengo miedo del reflejo que pueda devolverme el lago.
¿Y si no es distinto del de cualquier otro?
No quiero ser vulgar.
Yo soy único.
Yo soy especial.
Yo estoy por encima de todos los demás.
Mi caspa es distinta a la tuya.
Mi sudor, más glorioso.
Mi aliento gusta más a las flores.
Mi tristeza hace caer lágrimas de las estrellas.
A diferencia de contigo,
el mundo no sabría qué hacer sin mi ombligo.

Mis defectos son virtudes por descubrir.
Mis tropiezos tienen la gracia del acierto inesperado.

No huelo mal,
tu olfato está dañado.
No hablo mucho,
tus oídos son unos vagos.

Y por supuesto, siempre, siempre, tengo razón.
Si no me crees a mí, pregúntale al lago...

Soy especial, porque indudablemente soy único.

Tan único y especial como cada uno de los siete mil millones de personas que habitan este planeta, de los tantos que lo habitaron antes y, de los innumerables que lo habitarán.

Qué daño me hicieron de niño cuando me decían que era el más guapo, el más listo.

Sol de soles.

Qué daño me hago de adulto, al no comprender que eran palabras lanzadas desde el amor, no desde la razón.

Todo, absolutamente todo, lo que acontece en la vida es contemplado desde mis ojos.

No puedo culparme de creerme el director de este circo.

Sentirme especial es una corona demasiado pesada.

Estoy obligado a destacar hasta para mear.

Si me conocieses te parecía especial, como a mí me lo parecerían las siete mil millones de almas si me fueran presentadas.

O estoy en el centro del show,
o estoy fuera.
No es que quiera ser acaparador,
es que tengo problemas para posicionarme geográficamente.
O soy la aguja que marca el norte, o estoy perdido.
No sé manejarme en ningún otro punto cardinal.
Tengo que aprender a marcar el este, ser actor de reparto.

¡Yo soy especial!
Lo grito para encontrar sentido a mi vida,
una forma como otra cualquiera de ahuyentar el aliento de la muerte.

Polvo somos y en polvo nos convertiremos. Es una amenaza comunista que golpea de lleno mi autoestima.

Según vaya superando mi miedo a la muerte, y a la vida,
iré prescindiendo del prefijo «YO»…

...enfermedad

Las enfermedades son repentinas. Un aguacero sin nube.

Las enfermedades son humillantes. Hoy te sientes fuerte, casi invencible, y mañana no puedes levantar las pestañas.

Las enfermedades son dolorosas.

Las enfermedades te aíslan. Yaces en la cama o en el sofá sin mostrar interés por lo que haya más allá.

Las enfermedades son frustrantes. Cuando tienes un pie fuera, un empujón que no sabes de dónde ha salido te mete de nuevo dentro. Quién sabe cuán dentro.

Las enfermedades nos vuelven impacientes.

Las enfermedades me superan. Tanto, que a veces las niego.

¿Necesito más motivos para tenerles miedo?...

Las enfermedades me recuerdan que el suelo que piso puede abrirse, de hecho, antes o después, se abrirá. Esta enseñanza no debe servir para agarrarse inútilmente a todas las barandillas, sino para disfrutar de cada pisada.

Las enfermedades me descubren que debajo de ese bípedo aburguesado hay un guerrero de voluntad inquebrantable.

La enfermedad es algo que nadie quiere, pero es innegable que la enfermedad humaniza y el dolor despierta.

Estoy acostumbrado a volar o a arrastrarme, la enfermedad es un hada sabia y cascarrabias que ha venido para enseñarme a andar.

La enfermedad es una maestra que me recuerda cuánto amo vivir.

Nunca el amor recibido tiene las entrañas tan a flor de piel como cuando la enfermedad es grave.

Al deshacerse de la enfermedad, hasta los más ambiciosos saben apreciar la sencillez de la vida.

Los mayores placeres, parece ser, requieren venir de grandes carencias.

¿¿¿Una puta mierda???

Lo sé, pero yo no pongo las reglas.

Esta enfermedad me matará, o la mataré. Es absurdo darle más vueltas.

Si «está escrito» que debo perder esta batalla, la perderé. No me torturaré más.

Si no debo perderla, sanaré. No me torturaré más.

Mientras tanto, dedicaré mis esfuerzos en aprender a silbar, saltar y cantar mientras pueda andar…

...abuelo

¿Quién es este que arma tanto escándalo en sus primeros pasos?

¡Ah sí, es mi nieto!

Me da miedo desentenderme demasiado de su crianza.

Me da miedo que me carguen demasiado con su cuidado, arrebatándome una libertad que parece nunca acaba de llegar.

Me da miedo ser egoísta y no querer encargarme de mis nietos para liberar a mis hijos.

Me da miedo ser tan generoso que no me importe vaciar aún más mis bolsillos de tiempo para que mi hijo llene aún más los suyos.

Me da miedo conceder todos los deseos a mis nietos, no por su felicidad, sino por la mía. Estoy mayor para pucheros y pataletas.

Me da miedo gobernar como padre sobre un hijo que no he parido.

Me da miedo discutir con mi hijo sobre la educación del crío.

Me da miedo que, por no discutir con sus padres, haga lo que no tiene sentido.

Me da miedo que mis nietos no me amen.

Me da miedo que me amen y, llegado el momento, tengan que encajar mi partida.

Me da miedo no ser abuelo, o que, siéndolo, no me dejen ejercer como tal.

A estas alturas de mi vida, salvo por mis nietos, sigo respirando por inercia…

Si soy abuelo, es porque he sido padre, como padre ha sido mi hijo.

No sé si es por estar al final de mi camino,
o por lo avanzado que van mis hijos en el suyo,
pero que nuestras sendas estén encauzadas me permite dormir más tranquilo.

No quiero más a mi nieto que a mi hijo,
pero, al deshacerme del yugo de su educación,
es un amor más intuitivo.
Los que han estado en las Maldivas dicen que no puedo morir sin conocer sus islas.
Como nunca he ido no puedo afirmar ni negar,
y desde luego no puedo añorar lo que nunca fue mío.
Sí, he sido padre,
y abuelo,
y por eso afirmo que no hay nada en la vida que dé más sentido.

Sigo vivo por dos motivos:
porque mi salud me mima
y porque tengo objetivos.
Mis miedos como abuelo no son obstáculos,
son alicientes.

Tengo que convertir mis miedos en preguntas.
Buscando las respuestas,
me desharé de mis miedos.
A esta edad, ¿y luchando?
Por eso precisamente he llegado a esta edad.

Temo perder a mis nietos.

Temo la pena que les causará mi ausencia.

Temo ser demasiado permisivo o cascarrabias.

Temo ser arrastrado con cada año que cumplen. ¡Por qué no puedo agarrarme a este dique y verles crecer!

Temo porque amo,
amo porque estoy vivo.

Todo en mí se arruga, menos la sonrisa al ver a mis nietos…

...arrogancia

¿Dices que no vendrás a mi cumpleaños? Tú te lo pierdes.
¿No me amas? Peor para ti.
¿Te ha sorprendido? Yo estoy de vuelta de todo.
¿Te caigo mal? Peor me caes tú a mí.
¿Te parezco un mal educado? A mí, plin.
¿Esperabas más de mí? Me importa un bledo.
¿Te parezco tonto? Qué le vamos a hacer.
¿Te has enfadado? Ya tienes dos tareas. Enfadarte y desenfadarte...

Me da tanto miedo perder tu aprobación que sobreactúo.
No sé a quién quiero engañar más, si a ti o a mí.
Si me siento atacado, te insulto con mi indiferencia.
Si percibo que quieres darme con la barbilla, me elevo hasta mear sobre tu coronilla.
El paraguas de la arrogancia me protege de tu censura.
Mi altivez es una huida.

Deseo gustarte.
Prefiero tu afecto a tu rechazo.
Ojalá nos llevemos bien.
Tu distancia destempla mi ánimo.
Dicho esto, no voy a desnudarme porque repruebes mi forma de vestir.

No saldré volando sobre tu sombra aunque tú taconees la mía.
Si me desprecias, no arremeteré contra tu intransigencia.
No recalcaré mi autosuficiencia.
Tan solo seguiré mi camino.

... queja

Me quejo si voy, me quejo si vengo.

Me quejo del frío y del calor.

Me quejo del ruido y del silencio.

Me quejo de estar y de faltar.

Me quejo de hambre y me quejo cuando estoy saciado.

Me quejo de mí y de los demás.

Me quejo de lo rápido y de lo lento que pasa el tiempo.

Me quejo de los problemas, pero a todas las soluciones les encuentro queja.

Me quejo de tener que morir, pero también me quejo de vivir.

Me quejo del trabajo, aunque no tardo en lamentarme de no saber qué hacer con el tiempo libre.

Me quejo de la soledad y de la compañía.

En la ciudad me quejo de que me despierten el ruido de los coches y en el campo las protestas de los pájaros.

Cuando empieza un placer, me quejo de lo cerca que queda su final; cuando termina un dolor, me pregunto cuándo volverá a aparecer.

Me quejo de andar, de respirar, de tener que limpiarme el culo después de cagar. Me quejo de tener que hablar y escuchar. Me quejo con un suspiro al sentarme, pero no se me olvida resoplar al levantarme.

Me quejo de mis quejas.

Me da miedo que nunca deje de quejarme…

Ya está bien de lloriquear,

de renegar del cuadro por unos pocos borrones.

Idealizo lo que no tengo y desprecio lo que poseo. ¡Hay que ser tonto!

¿Esto no me gusta del todo?

Aguántate.

Mis quejas no son las impulsoras de un cambio a mejor, son las lamentaciones de un crío que da por culo cuando no está todo a su gusto.

A veces quieren robarme.

Ahí me quejaré y luego pelearé.

La mayoría de las veces soy yo el ladrón que quiere arrebatar a la vida su imperfección.

¿Imperfección?

¿Que llueva más de lo que a mí me gustaría convierte la lluvia en un error?

Muchas de mis quejas nacen de mi torpeza para la resignación.

Nunca nada está del todo bien.

Quejarse de esta evidencia es como hacerlo de que el agua moje.

Allí no me quejaré.

¡Mentira!

La falsa idea de poseerlo todo resiste gracias a la distancia que aporta la fantasía.

Solo tengo que llegar allí para constatar lo poco que tarda en aparecer la queja.

La queja no tiene que ver con una posesión, sino con una actitud.

No se puede tener todo.

Salvo que no aspire a tenerlo…

...calamidad

Mi hijo tarda en llamar... ¿Habrá tenido un accidente de coche?

Mi pareja lleva un tiempo sin hacer el amor conmigo... ¿Estará acostándose con alguien?

Últimamente noto al jefe raro... ¿Estará pensando en despedirme?

Este lunar tiene mal aspecto, aunque no sé muy bien qué aspecto tenía hace sesenta años, que es desde cuando lo tengo... ¿Será un melanoma?

Noto a Trumpito un poco nervioso... ¿Mandará un cohete a los nuevos vietnamitas que se invente, dando el pistoletazo de salida a un conflicto a gran escala?

Este verano hace más calor... ¿Seremos engullidos todos los miembros de la familia por un tsunami mientras tomamos una paella en Gandía?

Hace tiempo que no me llama mi amiga Clara... ¿Me quedaré sola?

Llevamos unos meses malos... ¿Acabaré divorciado, sin ver a mis hijos, agarrado a un cartón de vino barato bajo un puente, gritando a los coches que dejen de cantar villancicos?

Mi miedo es una plaga. No tiene fin. Me rodea desde que me despierto hasta que me acuesto. Aunque no puedo demostrarlo, intuyo que no deja de acompañarme tampoco mientras duermo. Forma parte de mí como respirar y, al igual que no noto el oxígeno entrando a cada inspiración, no soy consciente de hasta qué punto habita en mí.

Mi vida es un bazar del miedo.

La adversidad me inunda…

Soy muy divertido.

A mí no me hace ni pizca de gracia, pero reconozco que desde fuera soy muy gracioso.

Aunque es poco probable que me suceda alguna de estas desdichas en el próximo año, yo tengo la velada certeza de que voy a ser víctima de todas ellas.

No me digas que no es para echarse unas buenas risas a mi costa.

Probablemente se deba a que hace años, muchos años, la desgracia se me metió por el culo y, desde entonces, ando raro. El agujero nunca llegó a cerrarse. Desde fuera apenas se nota, pero soy incapaz de dar un paso sin augurar un traspiés.

Tengo una sorprendente facilidad para imaginarme sometido a todos los infortunios existentes. Noto su presencia, los huelo. Si alargase el brazo, podría agarrarlos.

He sufrido más desgracias en mi persona que el resto de los mortales en diez vidas. La mayoría nunca se llegarán a producir. Solo están en mi mente. Jajajaja. Me río por no llorar. Cuando llegue a viejo y compruebe todo el tiempo perdido, para pocas guasas voy a estar.

Confundo fantasía con realidad.

He de recordarme que los miedos se sufren, pero lo que se teme no se hace real por temerlo.

Voy a hacer la prueba.

Dedicaré las próximas diez horas a generarme un cáncer o derribar el avión donde viaja mi hija.

¿Nada?

Quizás necesite más convicción. A ver ahora…

Nada.

¿Por qué lo pienso tanto entonces?

Porque mientras lo pienso, me creo que puedo hacer algo al respecto. Llevo peor la incertidumbre, la pasividad ante el percance, que el azote en sí mismo. Pensar me hace sentir útil.

Es desagradable ser tan negativo, pero encuentro cierto consuelo al despertar de la pesadilla.

Yo tengo el interruptor.

También creo hacerlo porque la vida es muy aburrida. Si leo novelas y veo películas para entretenerme, es natural que quiera escribir mis propios guiones.

Podría producir comedia, pero no nos engañemos, tienen muchos más espectadores los dramas que las alegrías.

Soy un cobarde.

Por eso no dejo de adelantarme a las catástrofes: el pequeño golpea antes de preguntar.

He de confiar más en mí. Más allá de que sea poco probable que todos esos descalabros se den, llegado el momento, seré capaz de hacerles frente de la mejor manera posible.

¿Y qué manera es esa?

Cómo iba a saberlo, si no ha llegado ese momento…

...espejos morales

***M**e miro y no me gusto.*

Los espejos me devuelven evidencias de las que yo me he despojado. Y no por descuido.

Mi moral es un espejo cubierto por una tela roja por cuyos jirones asoman unos ojos saltones.

Temo los espejos. Son un libro abierto donde mis defectos posan sin pudor alguno. Tanta desnudez me azora. Deseo tirarles una piedra y volverme a vestir las prendas de la inconsciencia.

Si cometo el error de ir más allá de contemplarle furtivamente, esos ojos expectantes me rocían de culpa, reproches, juicios y censuras.

El susurro de esa mirada severa, deshoja mi aliento de los muchos o pocos pétalos con los que haya podido cubrirlo.

¡Qué feo me veo delante de ese espejo! Con razón me he vuelto tan diestro esquivándole.

Me da miedo que el espejo revele que soy quien no querría ser...

Soy, lo que debo de ser.
No puedo ser otra cosa.

Hago, lo que debo de hacer.
No puedo hacer otra cosa.

¿Culparme por lo que soy y lo que hago?
No.
¿Por detestable que sea lo que he hecho o lo que soy?
Sí.
No puede culparse el agua por estar mojada.
Ahora bien.
¿Seré lo que tenga que ser? ¿Haré lo que deba de hacer?
¡No!
No me lo pondré tan fácil.
No usaré mi amor propio para justificar mis actos.
Todo está por decidir. No lo que aconteció bajo el sol de ayer, sí lo que acontezca bajo el de mañana.
¿Y si no puedo optar a nada distinto de lo que está escrito para mí?
Me niego a aceptar esa posibilidad.
¿Quizás sea cierta?
Inevitablemente.
¿Entonces?
Prefiero perder luchando contra un muro invencible, que descansar renegando de mi libertad. No cambiará el desenlace, pero sí la trama. Y mucho.

La libertad me generará tensiones, rabia y frustraciones.

No soy un niño que necesite allanarse el camino con frases nobles donde haga lo que haga, y sea lo que sea, siempre se calme con una mano amiga sobre su hombro que le acoja, diciéndole: «Déjate llevar, el viento sabrá colocarte en tu lugar».

¿El viento? ¡Venga ya!
No pienso abandonar mi puesto al timón.

Aceptaré a mi yo del futuro, pero hoy me cuidaré de no ser mañana lo que no quiero ser…

...no temer

Me da miedo no temer perder la comunicación con mi mujer. Caminar tan paralelo a ella que no pueda verla ni por delante ni por detrás.

Me da miedo anhelar que mis hijos se hagan mayores sin temer todo lo que arrastra el tiempo a su paso.

Me da miedo no temer un deporte de riesgo al que, por rutinario, le he perdido el respeto.

Me da miedo no temer el paso del tiempo, pidiéndole que me coloque en el verano, saltándose el invierno, en cuanto han pasado las Navidades.

Me da miedo no temer enfadarme con un amigo y mandarle al infierno por un contratiempo menor.

Me da miedo no temer la muerte hasta el punto de olvidarme de ella.

Me da miedo no temer el miedo y convertirme en un temerario.

Me da miedo no temer amarme tanto que me vuelva demasiado autosuficiente.

Me da miedo no temer caer en la arrogancia.

Me da miedo la ausencia de miedo…

Sería una lástima no tener miedo. No tendría ocasión de demostrarme lo valiente que soy.

Temer no temer nada, es un temor legítimo.

El miedo tiene una función; de lo contrario, la evolución lo habría extinguido como material defectuoso.

Eliminarlo puede convertirme a mí en material defectuoso.

No quiero ser dominado por él. Tampoco por mis seres queridos, y no por ello los mato. Al contrario. Los quiero. Puedo querer al miedo. Solo he de dejar de culparle por mis bloqueos. Él solo me avisa, lo que decida hacer con esa información es cosa mía. No tengo motivos para estar enemistado con el miedo. ¿Por qué iba a querer entonces hacerle desaparecer?

...muerte

Sé todos los motivos por los que debería morir. Todos los inconvenientes de una vida sin fecha de caducidad. Desde el aburrimiento a la superpoblación. Si me dejasen la pluma para escribir cómo debería ser el ciclo de la vida, más aún, cuál me gustaría que fuese ese ciclo, no sabría ni por dónde empezar. Mi primera frase, lubricada en oro, sería: «No quiero morir».

Me iría a pasear por el bosque. Degustaría deliciosos alimentos, fornicaría y bailaría. Abrazaría a mis seres queridos y, ya puestos, también a mis enemigos. Un año, dos, tres. Pero, ¿cuánto tardaría en reconocer ante mí mismo que la eternidad no es la solución?

Lo sé.

Desearía engañarme, pero no puedo.

Una vida sin fin es una vida sin sentido.

Añoro la eternidad precisamente por estar sometido a la fugacidad. Si sobre mis manos reposase la eternidad sin posibilidad de huida, en poco tiempo la valoraría tanto como ahora aprecio cada segundo que puedo respirar.

Ahora que menciono la respiración siento hincharse mis pulmones de jalea, se debe a que acabo de llamar la atención sobre ella; un minuto antes era tan consciente de respirar como de las nubes avanzar.

Nada.

De los segundos que viviré, ¿cuántos me cortarán la respiración?

Apenas llegarán al 1%.

¿Para qué quiero la eternidad si dejo caer en el olvido el 99% del tiempo que ya se me ha regalado?

¿Para qué quiero más platos sobre mi mesa si no doy buena cuenta de la mayoría de los manjares que ya hay sobre ella?

¿Qué pensamiento absurdo me hace creer que si no admiro el tiempo cuando lo tengo acotado, lo haré cuando sea liberado?

Todo esto sé, y con pasión lo defenderé. Y, con todo, temo morir como nada se puede temer. La visión se nubla, las piernas me tiemblan; la boca se me seca, el corazón se marchita; el estómago me da un vuelco y las palabras se ausentan cada vez que siento pasar la sombra de la muerte allá a lo lejos...

La muerte es una actitud.

No es una cuestión temporal.

No se está más preparado de viejo que de joven.

Siempre hallaré una excusa para quejarme de tener que marcharme.

De joven, lo que me queda por hacer.

De viejo, lo que me queda por recordar.

Y de joven y de viejo, lo que me queda por ver hacer a los que quiero.

Morir, cuando eres feliz, nunca va bien.

No puedo decidir cuándo morir, pero sí cuándo acepto mi muerte.

¿Estoy preparado?

Estoy en ello, solo me queda cerrar algún fleco.

Podría ser una excusa.

No lo creo.

Eso no cambia que podría serlo.

¿Y si me llegase cuando no lo deseo?

Cabe la posibilidad.

Nada remota.

No por ello cercana.

¿Entonces?

Entonces nada. La muerte, o su aviso, siempre le pillan a uno con el pie cambiado.

Aceptar la muerte es un negocio que uno debe cerrar al poco de tener uso de razón.

Postergarlo para más adelante, alegando madurez y sabiduría, es un error y una farsa.

Si uno llega a los treinta o los cuarenta sin sentir que ha aprovechado su vida, que no culpe al tiempo de su mal hacer.

Doy mi vida más que por amortizada.

Me queda alguna cosa valiosa por hacer y cien, no mil, cosas muy bonitas que repetir, pero es que dentro de quinientos años las cuentas me saldrán muy parecidas.

La sola idea de irme hoy me rompe en mil pedazos, pero si así fuera y mi corazón se parase justo después de acabar esta frase, teniendo en cuenta que he exprimido esta vida hasta su última gota de jugo, podría decir cualquier cosa menos que mi muerte ha sido precipitada o una desgracia.

Qué más se podría pedir para esta pequeña mota de polvo humana que vaga a la deriva en medio de la oscuridad de un universo sordo e infinito…

...expectativas

Temo no ser aquel que debo ser.

Temo no ser el padre, el hijo, el trabajador, el amante, el hermano, el amigo, el deportista, el vecino, el enemigo, el viudo, el huérfano, el enfermo, el viajero, el ciudadano, el moribundo y el humano que esa voz dentro de mí me asegura sin confusión que debo de ser.

Mi sombra es una pantomima de la que debería proyectar.

Me da miedo que, si no consigo moldear su contorno pronto, se den cuenta de que soy un impostor.

Un fracasado.

Humillantemente alejado de aquel que a todas luces debería ser...

Por no ser, no debo ser ni feliz.

La felicidad es una condena cuando viene impuesta.

La felicidad es hueca cuando se logra para calmar la condena.

¿Debo ser?

No.

Me gustaría ser.

¿Por qué debo ser lo que digo deber ser?

¿Me lo digo yo, o me lo decís vosotros?

¿No habré hecho mío lo que tanto me habéis repetido?

¿Cuántas de las cosas que me digo debo hacer son para ganarme tu aplauso?

¿Las querría para mí si viviese solo en una isla?

Tuyas o mías. Actuales o arrastradas de mi niñez. Las expectativas son una madre imposible de satisfacer. Volcar mi amor en conseguir su abrazo es como decir que mis bolsillos estarán llenos cuando haya contado cada grano de arena de un desierto.

Me esforzaré en ser lo que quiero ser.

Ojalá te agrade dónde voy.

En la medida de lo posible, consultaré contigo mi ruta.

Pero, no necesito llegar donde me has marcado para estar en paz conmigo mismo. De hecho, no necesito llegar a ningún lado. Estoy en paz aquí y ahora. Solo voy hacia allí porque es enriquecedor estar en movimiento…

...mi agresividad

¿Puede pararse un torrente de agua cuando este se dirige al valle? Así de vulnerable estoy frente a mi agresividad.

Si hay algo que temo más que mi agresividad, es vanagloriarme de ella.

Temo despreciarme después de haber despreciado a alguien. A veces sucede días, meses e incluso años después.

Me da miedo el descomunal subnormal que puedo convertirme cuando me domina la agresividad.

No sé si temo más el mazazo de la culpa cuando recupere la serenidad, o que ese ajuste de cuentas nunca llegue.

Me da miedo que el otro no sepa parar, encontrando en su avance una excusa para explotar.

Temo que para que no se den cuenta de mi debilidad, me muestre arrogante y agresivo bajo la máxima de que no hay mejor defensa que un buen ataque.

¿Qué pasa conmigo?
¿Por qué me es tan fácil encontrar en tus desaires un desafío?
¿Qué me lleva a sentirme retado?

«Yo más. No quedaré por debajo. No permitiré que me humilles. Debes hacer lo correcto, ¡debes hacerlo!; a mí me obligaron a hacerlo y yo haré uso de la fuerza, si es necesario, para obligarte a ti...». Son las respuestas que vienen a la cabeza.

Un torrente de agua difícilmente podrá pararse cuando ha cogido fuerza, de ahí la importancia de atajarlo con las primeras lluvias.

Si he perdido esa oportunidad, no debo arrebatarme la posibilidad de redirigir el caudal a mitad de camino. Cada pequeño gesto por retener la agresividad en lo alto de la montaña, minimizará los daños abajo en el valle.

La culpa no me ayudará con las crecidas de los ríos.

La culpa, de hecho, aumenta su poderío.

La nausea que me despierta mí persona, solo hará que me ponga a la defensiva cuando sienta que el de enfrente quiere hacerme beber el asco que vomito por mí mismo.

La gente no quiere destruirme, la gente, a veces, quiere coger mi trozo de pan y, para lograrlo, me intentará destruir.

Es lo mismo, ¿no?

Ni mucho menos. Debo protegerme de las manos de las personas, no de su maldad.

Puedes ponerme el ojo morado, pero no puedes hacerme sangrar la estima.

Debería preguntarme más cómo he dejado que tu dardo llegue a ella, que por qué me lo has lanzado.

La respuesta es sencilla.

Tengo una diana.

Le doy forma con cada reproche, cada inseguridad, cada vez que siento nauseas por mí mismo.

La agresividad me vuelve un pelele del maniático flujo de mis emociones.

Algo que no estoy dispuesto a consentir.

Esta es una de esas guerras que pueden no ganarse, pero no deben eludirse…

...mis trampas

Hay algo que temo más que no avanzar, y es creer estarlo haciendo cuando en verdad no lo hago.

Antes o después, con mayor o menor dificultad, puedo pasar de atrás adelante, ¿pero cómo voy a ir si ya creo haber llegado?

Los miedos más peligrosos son aquellos que condicionan mi comportamiento sin yo darme cuenta.

La evitación son las branquias de los miedos.

Cada vez que vuelvo la cara a un miedo, una bocanada de aire fresco entra en él rejuveneciéndole.

Es muy frustrante perder por enésima vez en aquello que por enésima vez asegurabas que ibas a ganar.

Para eludir el desplome de mi estima, he desarrollado una pulcra y sibilina batería de justificaciones para no enfrentarme a lo que temo sin ser consciente de estar huyendo...

En esas trampas está la explicación a por qué después de tantos años luchando contra mis miedos, aún siguen venciendo.

Evitar me alivia hoy, para hacerme sentir perdedor, pequeño y derrotado mañana.

Las trampas más peligrosas son aquellas que llevo usando tanto tiempo, que han llegado a convencerme de que la vida donde me ha arrastrado mi miedo, es una elección, no una imposición.

Luego están las trampas instruidas en la CIA: si antes de hablar pienso tres veces lo que voy a decir, no me arriesgo a decir una tontería.

Son evitaciones que trabajan de incógnito, haciéndome creer que me estoy enfrentando al miedo.

Los miedos existen porque se evita lo temido.

No hay otra forma de ganar a un miedo que manteniéndole la mirada el tiempo y el número de veces que sea necesario.

Es ley.

Todo lo que no sea eso, es trampa…

...padre/madre

Miedo a que mi hijo vea en mi mirada cuánto le odio en este momento.

Miedo a desear no haber sido padre.

Miedo a llevar nueve meses algo dentro de mí, de lo que ya nunca me podré deshacer.

Miedo al parto, al dolor, a que no salga o se quede atascado a medio camino.

Miedo a que venga con alguna deficiencia y no le quiera, aunque no deje de afirmar que sí.

Miedo a esos primeros meses donde la parricida demanda de mi hijo no me dejará ni mear tranquila, no digamos ya dormir.

Miedo a que a mis funciones de superwoman que vela por su marido, su casa, sus hermanos, su empresa y sus propios padres, ahora tenga que añadir el cuidado de mis hijos.

Miedo a divorciarme y hacer sufrir a mis hijos.

Miedo a tomar malas decisiones profesionales que afecten a la economía familiar.

Miedo a dar a mis hijos aquello que no será bueno para su futuro, pero aliviará mi presente ahorrándome una discusión.

Miedo a volcar en ellos mis miedos.

Es tan fácil caer en el abuso de poder con una criatura tan indefensa, que cómo no temerlo.

Miedo a abrazarles con tanta fuerza que se sientan culpables si se alejan.

Miedo a esa etapa en la que no quieran abrazarme ni mi presencia.

Miedo de golpearles en las discusiones con la dureza de quien se enfrenta a adultos sólidos, no a niños de quince años que hablan con la perspicacia de tertulianes de cuarenta.

Miedo a creerme un buen padre sin serlo.

Miedo a todas las discusiones que se darán con mi pareja por su educación.

Miedo a temer tanto el enfado de mi pareja, que no dé lugar a esas discusiones.

Miedo al rencor. ¿Que te molesto, dices? Descuida, hijo, que te voy a dejar en paz.

Hay otros miedos, relacionados con su salud, que ni me atrevo a mencionar.

Miedo a dedicarles poco tiempo.

Miedo a que me absorban tanto, que el tiempo que me quede sea para poco más que trabajar.

Miedo a que no me parezca tan malo que no haya vida más allá de sus coronillas.

Miedo a que descubran que lo único que tengo de superhéroe es la capa.

Miedo a la vida en pareja que quedará cuando se marchen.

Miedo al día en que tengan que estar junto a mis restos recibiendo el pésame de rostros que no consiguen ver.

Miedo a que, si no fuese porque he de irme a descansar, esta lista no acabaría jamás…

No he encontrado nada que valga la pena que me sea regalado.

¿Ni siquiera la vida?

Ni siquiera ella.

Una vida en la que no vuelcas tu esfuerzo es como una tierra sin cultivar.

Una barca sin remos destino a ningún lugar.

¿Y la felicidad del asceta?

No conozco felicidad más laboriosa que esa.

Nada que lo dé todo, no pide como rescate todo a cambio.

Durante mil años podría cruzar descalzo mil desiertos, sin agua ni dátiles, si al final del camino se encuentran las manos de mis hijos.

¿Estoy haciéndolo bien como padre?
¿Estoy haciéndolo bien como madre?
Que no deje de hacerme esa pregunta evidencia que sí.

No he de temer las sombras, dudas, miedos, irritabilidad, decepción y angustias propias de ser padre,
tampoco he de presumir de ellas.
Están ahí. Sin más.
Son parte ineludible del trato.
Se aceptan y punto.

Mis hijos son lo que más quiero en el mundo,
pero hasta lo que más quieres en el mundo hay días que te cae mal.
No debería dar mayor importancia a eso.

Aunque el miedo, hasta cierto punto inevitable cuando se ama lo que respiras, me hará hincar las rodillas, nunca nada ni nadie, ni ayer ni nunca, carnal o celestial, podrá elevarme con la gracia que lo hace la mirada de mi hijo cuando se posa en la mía.

Por ti, hijo, cabalgaré las tormentas, haré tiritar al sol y mantendré siempre llena la luna. Secaré los mares y haré llorar los desiertos. Haré descansar al viento y bailar a las piedras. Bajaré las estrellas a la tierra y salpicaré el cielo con los pétalos de las flores. Haría todo esto si no fuese porque sé lo que me dirías:

«Papá, mamá, no necesito que hagáis nada de eso. Me basta con que améis y no viváis doblegados por el miedo»...

...enfurruñarme

Me da miedo el niño enfadica que llevo dentro.

Quiero que las cosas sean como yo quiero. Si no, me ofendo y me salgo de la partida.

La pataleta aguarda a la vuelta de la esquina.

Si me enfado seguiré jugando, pero a desgana. Seré poco participativo, miraré a otro lado cuando sea tu turno, actuaré con desdén cuando sea el mío. Me preguntarás sí me pasa algo, si es que no quiero jugar. Por supuesto, afirmaré encontrarme de maravilla y que a lo mejor eres tú el que está desganado.

En una segunda fase, cuando el enojo vaya a más porque seguimos sin ir al restaurante que me gustaría, o estamos en casa del familiar que no querría, me levantaré y me saldré de la partida.

Si no jugamos bajo mis normas, me enfurruño y rompo la baraja.

Ni siquiera ahí sabré comunicar mis sentimientos. Me limitaré a cruzar los brazos y enfurruñarme.

Me da miedo que nunca llegue a saber jugar en el mundo de los adultos.

Cuando era niño y me enfadaba, a mi madre le decían: «¡Déjale!, ya se le pasará».

Mi madre salía en mi salvación, asegurando: «Mi hijo no sabe salir de sus enfados. Si le dejo estará de morros todo el día».

Y así fue como no aprendí a sacarme a mí mismo de mis pataletas, y sesenta años después sigo esperando, no, exigiendo, que seas tú quien me saque.

Si no lo haces te castigaré con mis gritos, salvo que quiera hacerte sangrar sin mancharme las manos, que lo haré con mi silencio…

Es natural querer que el mundo se rija por mis deseos. Es natural frustrarse cuando esto no sucede. Ya que en el mundo estamos tú y yo, es natural que tú también quieras opinar al respecto.

Sé que no tengo razón.

Sé que mis razonamientos son infantiles.

Sé que dos personas solo pueden avanzar si aprenden a conciliar.

Precisamente porque lo sé, no confieso.

Aceptarlo ante ti, sería reconocer el niñato que llevo dentro.

Por muy enfadado que esté contigo, y por mucha vergüenza que me dé, debo expresarte mis sentimientos. ¿Cómo vas a poder ayudarme si ni siquiera sabes qué me pasa?

Si discutimos, que al menos sepamos por qué lo hacemos.

Enfurruñarme solo puede llevarme a dos situaciones.

Que no entres en mis enredos y acabes por no querer jugar conmigo. Malo para mí.

Que para calmarme admitas que, si saco tres veces seis con el dado, no tengo que devolver la ficha a la casilla de salida. Eso será aún peor para mí. Estarás ayudando a que mañana mi niño egocéntrico siga jugando mis partidas de parchís…

...desnudez

Tengo miedo a que descubras la plasticidad de mi vientre, la anchura de mis muslos, los retorcidos dedos de mis pies, mis pezones demasiado grandes o pequeños, mi espalda velluda, mi pene torcido o canijo, mis colgantes labios inferiores, mis alambres por piernas, el embrollo de mi dentadura, mi mirada bizca, mi nariz de elefante, mi calva incipiente, mis verrugas, lunares e incluso mi olor...

Si los miedos existen porque les retiramos la mirada, mi rechazo por mi cuerpo no es una excepción.

He de dejar de ocultarme y ocultarte mi cuerpo.

Esto es lo que hay.

Es absurdo negarlo.

Es absurdo decirte que me gusta todo de él.

Es absurdo reprocharme algo que no depende de mí.

El asco por mi cuerpo no ha sobrevivido todo este tiempo por cómo es él, sino por renegar de él.

Te envidio.

¿Por qué tienes lo que yo anhelo?

A veces desearía que una rama cayese del cielo marcando para siempre tu bello rostro.

¿Por qué el pan infla dos veces más mi tripa que la tuya?

De lo que no me doy cuenta es de que solo miro los regalos que te han sido concedidos, no todo de lo que careces y que yo tengo.

Esto se debe a mi maldita manía de fijarme solo en lo que me falta, no en lo que tengo.

Es innegable que hay partes de mi cuerpo que no me gustan.

¿Por qué deberían gustarme?

¿Por qué se me deberían conceder todos mis deseos?

Que algo no me guste no lo convierte en horrible, en horrible lo convierte el no dejarme de decir lo horrible que es este cuerpo que tengo.

Nada mío debería generarme asco, al igual que no todo lo mío ha de conducirme al orgullo.

Esa parte de mi cuerpo está, existe, me pertenece, me acompañará lo que dure mi vida. No tengo que amarla. No tengo que odiarla. Solo tengo que aceptarla…

…odiar

Temo hasta dónde soy capaz de hacer daño.

Lastimar.

Destrozar, ridiculizar y humillar.

Tengo miedo a la bestia que llevo dentro. Sociópata indiferente, asesino de conciencia ausente.

Me da miedo llegar a recrearme en el dolor ajeno. Me da miedo, porque ya he llegado.

Cuanto más hondo caes, yo más me elevo.

Nada puede complacerme tanto como tu destrucción. Salvo una cosa. Que en tu ocaso te cruces con mis ojos y comprendas que no es Dios ni el azar quien te tortura, sino yo.

Tu calvario es mi maná…

Me odio por odiar, pero eso no me impide odiarte.

Quizás debería empezar por dejar de odiarme.

No me reconozco y, a la vez, siento que esa prenda es más mía de lo que pueda serlo cualquier otra.

Odiar es muy liberador. Todo lo que sea dejarse llevar por los instintos es muy liberador. No debería extrañarme ni culparme por ese sentimiento. Basta con no dejarme seducir por él.

No importa lo que me hayas hecho, es imposible que tú me hayas generado tanta ira.

No te ofendas, pero no tienes tanta fuerza. Nada ni nadie la tiene, salvo yo.

Ese desprecio al rojo vivo nace de un lugar muy profundo dentro de mí.

Tú eres el objeto de mi odio, yo soy su madre.

Si no quiero dejar de odiarte por ti, lo haré por mí.

El odio destruye antes al verdugo que a su víctima…

...vacío

Silencio...

¿Eso es lo que queda después de todos mis esfuerzos?

No podría ser más descorazonador.

No digo que mis actos hayan sido grandiosos, que mi paso por la vida haya cambiado el curso de las estrellas, pero, ¿la nada?

Papel quemado, arena movida, viento silenciado, árbol sin raíces.

Vacío...

Ochenta años de luz dentro de la inmensidad de la oscuridad, es una noche eterna que durante un instante abrió los ojos, solo para que viera lo frágil que es mi llama.

Cruel destino le depara la luz a aquel que salga de las tinieblas. La vida solo sirve para comprobar cómo la muerte te asedia por delante y por detrás...

Ningún misterio es digno de llevar esa capa como el de la vida.

Pensar que no haya nada después es frustrante e inquietante.

Pensar que los que te recuerden, a su debido tiempo, serán olvidados, es desolador.

No queda más remedio que aprender a vivir en la fugacidad.

No es tan difícil. Solo tengo que dejar de verme como alguien especial cuyos actos deben trascender, cuyo nombre debe perdurar.

En aceptar mi pequeñez reside mi grandeza.

Cuando deje de pretender trascender, trascenderé.

Antes de nacer estuve a oscuras toda una eternidad y no recuerdo haberlo llevado mal. No hay motivo para pensar que lo llevaré peor cuando vuelva a ella a pasar la eternidad restante.

La belleza de la luz está en su pureza, no en su resplandor.

Los actos durante mi vida no persiguen mayores honores que ser vividos en sí mismos.

¿Futilidad?

Que los latidos de mi corazón no sean permanentes no les quita sentido, al revés, se lo da…

…pánico

Estoy encerrado…
Hay demasiada gente…
Me es imposible escapar…
El aire empieza a no llegar a mis pulmones…
Gritos sordos. Deseos huecos. Súplicas huérfanas…
Voy a perder el control de mí mismo, es cuestión de tiempo…
Sigo sin poder respirar…
La visión se nubla, no soy capaz de pensar con claridad…
El corazón se amordaza a sí mismo. Noto su presión…
Si no muero asfixiado, lo haré de un paro cardiaco o me volveré loco. El desenlace es inminente…
El cielo me oprime. El ansia vomita dentro de mí hasta encharcar mi voluntad…
Me va a dar. Lo noto. No puedo pararlo…
Necesito escapar…
¡Necesito escapar!...

No diré que es horrible, pues esa catastrófica interpretación azuza mi ansiedad, pero tener un ataque de pánico es una putada.

Podría correr pisando cabezas de niños con tal de huir. Hasta tal punto llega mi desesperación.

Podría quedarme encerrado en mi casa con tal de no cruzarme con el pánico por la calle.

Podría tomarme todas las pastillas habidas y por haber, si con ellas consigo despistarle.

Tengo pánico al pánico, podría llegar a hacer cualquier cosa con tal de matarte.

El problema es que hacer todas esas cosas es alimentarte.

No huiré.

No temeré pasarlo mal.

No estaré alerta, porque nada grave me acecha.

No iré contra él como un camicace. Me enfrentaré de forma progresiva.

No olvidaré que el único poder del pánico son sus amenazas.

No me palparé ni preguntaré buscando una tranquilidad que solo alcanzaré cuando acepte su presencia.

No dejaré de recordarme que encararte hoy, me permitirá librarme de ti mañana.

No dejaré que el consuelo que encuentro en las palabras desvíe mis manos del cuello al que deben dirigirse. Mis palabras fortalecen mis actos, pero son estos, y no ellas, los que te estrangularán.

No te ascenderé al Olimpo de los dioses. Puedes joderme el día, ese es tu poder, todo lo demás que venga es cosa mía.

No multiplicaré mi malestar con nombres agoreros como «Es horrible» o «No puedo soportarlo». Tampoco menospreciaré el filo de tu navaja con inocentes mensajes como «Solo es un mal rato». Es lo que es y puedes hacer lo que puedes hacer. Me harás llorar. Me harás dudar. Me harás sudar. Pero no me harás dar un paso atrás.

Querido y malnacido pánico, haz lo que tengas que hacer, pero deja de parlotear. Si puedes, cosa poco probable, acaba conmigo, pero no conseguirás que viva de rodillas.

He pillado tu farol.

Juegas con mi miedo.

Eres un fanfarrón que sabe que su mejor baza es su hostil apariencia. Generas un grito ensordecedor durante unos pocos minutos para hacerme creer que el infierno no dejará de bramarme, pero si me quedo, si aguanto ese desgarrador aullido que amenaza con hacer estallar mi razón, descubriré que no eres más que un pobre brabucón.

Pánico, has dejado de tener un esclavo.

Se acabó.

Gritaré. Sufriré. Me arañaré y enloqueceré, pero no pienso volver a dejar que te adueñes de mi ser.

Temeré morir, pero no tanto como para dejar de vivir…

…palabrería

Temo que las bien intencionadas palabras de este libro no sean más que misericordiosas avecillas revoloteando con sus amables formas alrededor de un miedo al que solo consiguen despistar, no decapitar.

Me da miedo que mis pensamientos me den una falsa sensación de seguridad, de avance.

Temo estar convencido de haber resuelto un problema solo por haberlo recorrido en mi cabeza.

Me da miedo que este libro me encandile con su poético ronroneo, llevándome a olvidar que uno no anda hasta que levanta los pies del suelo.

Las palabras elevan el alma.

Exactamente a ese tipo de ideas me refiero…

Con razón debo temerlo.

Las palabras acarician el alma, pero no llenan el estómago.

Siendo cierto que las palabras bien usadas pueden aportarnos el impulso para levantar la mano, solo llevando esta al pan y después a nuestras fauces nos alimentaremos.

El miedo no se vence leyendo libros. Los libros marcan el camino.

Para esta ocasión, y a mi pesar, no necesito bellas y etéreas palabras, sino insípidas y palpables acciones.

Ya habrá tiempo después para soñar…

...sinsentido

¿Cómo no temer dónde voy, si no sé ni de dónde vengo?
Un mono, y un dios que nunca me ha respondido.
¿En serio que esas son mis mejores opciones?

Me da miedo no tener un propósito.

Que no me valgan los incentivos que a los demás parecen calmar.

¿Debería tener una pareja estable? ¿Hijos? ¿Un trabajo que me haga sentir realizado? ¿Ingresar en una ONG? ¿Aprender a tocar un instrumento? ¿Compilar sellos?

¿Conseguiré así hacer callar las voces?

¿Y si aún con todo, después de vestirme las prendas en las que debería encontrar calor, sigo tiritando como un animalillo extraviado?

Estoy cayendo en la cuenta de que estoy equivocado.
No temo no saber dónde voy,
me horroriza no saber para qué ir...

Una vida sin propósito es una vida a la deriva. Esto es así.

Ahora bien, el abanico de posibilidades es infinito. Incluso carecer de un propósito puede ser un propósito en sí mismo.

La deriva también es un destino.

Mis propósitos son míos.

No necesito validarlos.

No necesito que los apoyes. Ni siquiera necesito que los comprendas.

No necesito que estén en la lista de los propósitos más populares del momento.

No necesito que sean trascendentales.

No necesito ser eficiente en la resolución de ese propósito.

No necesito que sea un propósito avalado por la moral.

Lo que sí necesito es dirigirme hacia la luz. Sea cual sea esta, por los motivos que sean, con las dudas o certezas que sean, necesito moverme hacia ese lugar.

¿Para qué?

No lo sé.

¿Hallaremos sosiego?

No albergo muchas esperanzas.

¿No será un burdo entretenimiento?

Eso me temo.

Entonces, ¿qué haremos cuando lo hagamos nuestro?

Buscar otro propósito.

¡No pararemos de buscar!

Precisamente, de eso se trata.

Pero…

Esta conversación se acabó. Tengo mucho que hacer para seguir escuchando tus quejas.

¿Qué asunto tan importante te espera?

Coleccionar estrellas hasta llegar a mil, que empezaré a contar granos de arena…

...desconocidos

Temo el juicio de aquel cuyo nombre nunca conoceré.

Es un miedo indefinido, abstracto.

Me siento sometido a una permanente supervisión. Enormes ojos de búho que todo lo ven en la oscuridad me acechan.

Me siento observado cuando ando, cuando callo, cuando estoy quieto y cuando conduzco. Me escrutan cuando parpadeo, cuando como y cuando beso.

Si hay una persona alrededor, aunque esté tan lejos que no pueda reconocer ni su rostro, mi comportamiento se ve alterado por su mirada.

Me siento atrapado en una absurda e invisible tela de araña que me sujeta con la contundencia de un muro de hormigón.

La seda ha ido creciendo en torno a mí a los largo de los años.

Un intuitivo sentimiento de ridículo habita en mí. Puedo sentirme azorado por los actos más inverosímiles.

Aún a sabiendas del limitado poder que tengo para generar pensamientos duraderos en los demás,

soy presa de la tela de araña del qué dirán...

El primer paso para cambiar algo es reconocerlo.

No solo no quiero que piensen mal de mí, quiero despertar simpatía en todas las personas de este mundo.

En las piedras, en los árboles y en las estrellas.

En la luna, las nubes y el sol.

En la arena y en la lluvia.

En dios y en el diablo.

En los que me conocen y en aquellos con los que solo me cruzaré un segundo.

Me avergüenzo de mi egocentrismo, pero es que las telas de araña no nacen de la cabeza, sino del vientre.

Hay una dolorosa verdad de la que puedo hacer buen uso para esta ocasión.

No soy nada.

No eres nada.

Polvo. Partículas exiguas e insignificantes venidas a más por llevar un nombre propio.

Lo que un desconocido pueda pensar sobre mí, tiene un valor igual de exiguo e insignificante en mi existencia.

Solo existes porque te pongo voz.

Para ti soy un cuadrado, pero al de allí le parezco un círculo y al de más allá un triángulo.

Tengo tantas formas como ojos me contemplan.

Para el mundo soy una figura con siete mil millones de lados.

Me ocuparé de las miradas de los más cercanos, con los demás mostraré una sana e implacable indiferencia...

...azar

Azar, ¡qué miedo me das!

Cuando me eres desfavorable te maldigo.

Cuando obtengo tu beneplácito, me pregunto por qué has hecho caer los rayos sobre los hombros de otros y no sobre los míos.

Tu arbitrariedad me desespera.

Me irrita la impunidad con la que ejerces la injusticia.

¿Por qué yo?

¿Por qué el otro?

Cuando te veo destruir al prójimo, no solo temo un cambio brusco del viento que ponga de lleno la tormenta sobre mí, me siento indigno de disfrutar de un cielo despejado que el otro se merece tanto como yo. Muchos de mis logros son atribuibles a mi esfuerzo, no todos, como no todos los fracasos del otro son atribuibles a su mal hacer.

Con las mismas, la felicidad ajena se me vuelve insoportable cuando nada he hecho para ganarme tu menosprecio, ni el otro tu dicha.

Apenas puedo ser feliz.

De serlo, no tardas en recordarme desde tu inaccesible atalaya que lo soy por tu infinita magnanimidad.

Soy un bufón que solo ríe cuando su rey le da permiso.

Dicen que eres ciego, que no premias o castigas amparado en la belleza del reo.

Tu ceguera, lejos de calmarme, me perturba. ¿Cómo voy a hacer entonces para ganarme tu piedad?...

Es natural temer aquello que no se puede ver, con más razón cuando yo sí puedo ser visto por él.

¿A quién puede gustarle que otros jueguen por él, especialmente en aquellos puntos que tan decisivos serán para la partida?

¿Cómo no caer en todo tipo de artificios para ganarme la simpatía del crupier de mi vida? ¡Cómo reprocharme tener la tentación de sobornarle con rezos y manías!

Querría colgarte una cruz a la espalda, o creer que puedo influirte evitando los gatos negros, pero, no puedo. ¡Más quisiera yo!

Si las cartas son malas, muy malas, perderé rápido. Como esos negritos moribundos o esos bebés que perecen antes de que sus padres vean sus ojos florecer.

En el resto de bazas, mi habilidad para jugar será más crucial que las cartas que me han sido repartidas.

¿Qué es ganar?

Ganar es avanzar respecto a un punto de partida.

¿Y perder?

Perder es retroceder respecto a un punto de partida.

¿Voy ganando, o perdiendo?

Para responder esa cuestión antes debo saber dónde estoy y, de dónde vengo.

Aunque eres sordo y yo agnóstico, permíteme alzar este rezo.

Vida, ya que el azar es la mano con la que me meces, no te pido más que obtener aquello que me merezco.

Ni más, ni menos.

No intervengas haciéndome favores, no me regales más patatas de las que cosecho. Incluso si me concedes alguna menos, estaré contento.

Una vez que me has vestido a tu antojo, déjame caminar a mi aire y vete lejos…

...cambio

Me ha costado mucho llegar hasta aquí.

Recibo con más alivio la luna que cubre mi sueño cuando sé de antemano lo que hallaré cuando el sol la sustituya.

Si el camino de ayer me llevó a buen puerto, ¿por qué explorar nuevos senderos que salgan a mi encuentro?

Cuando mi rutina me halaga, temo cambiarla.

Cuando mi rutina me penaliza, también temo cambiarla.

Los males conocidos son vecinos que, a base de colarse una y otra vez en tu casa, uno ha aprendido a tratarles para que no interrumpan el almuerzo.

Con ellos al menos sé a qué atenerme.

No quiero sorpresas.

No quiero imprevistos.

No quiero aventuras.

No quiero incertidumbre.

No quiero empezar de cero.

No quiero que la sombra del fracaso vuelva a revolotear sobre mí.

No quiero desconocer lo que me depara el viento.

Es muy sencillo.

Lo único que quiero es volver la espalda y encontrármelo todo tal como lo dejé.

Bien sea porque desconozco si sabría recorrer de nuevo el camino que me ha traído hasta aquí,

bien sea porque me agota la sola idea de tener que volver a pasar por los enormes esfuerzos,

deseo quedarme quieto…

Temo dejar costumbres que me dan felicidad.

También debería temer el atractivo que antes o después acaban por perder las costumbres, cuando se repiten sin cesar.

A veces cambio tanto, que no caigo en la cuenta de que el que no deja de moverse, está quieto. Saber parar forma parte del proceso de avanzar.

En ese caso, el cambio sería no temer la estabilidad.

Me da miedo cambiar por si fracaso.

Si ni siquiera inicio el cambio, me estoy llamando fracasado antes de mover un solo dedo.

Mi miedo al cambio reside en el olvido.

Soy un ser humano.

El animal más adaptado que jamás haya pisado la faz de la tierra.

Mi vida burguesa quizás haya atrofiado mi musculatura, pero, llegado el momento, sin ninguna duda, podré empezar de cero donde sea, en el momento que sea.

Temer el cambio, que el mañana se deshaga de eslabones que me hicieron buen servicio ayer, no es más que un problema de memoria.

Cambiar por cambiar es una esclavitud.

Permanecer por miedo, una condena.

No debería temer ni el movimiento ni la quietud.

Disfrutaré tanto del esplendor de los fuegos artificiales como de la luminosidad de la costumbre...

...secretos

Si después de escribir mis secretos en una hoja, volcase sobre ella chorros de tinta, la triturase con la minuciosidad con que se descubren los amantes, para finalmente quemarla y comerme las volátiles ascuas, seguiría sin caer en la temeridad de dejarlos por escrito, aunque solo sea esos instantes previos a ser destruidos.

La conciencia no necesita más de un segundo para darles caza.

He sido verdugo.

He sido víctima.

Mantengo tan a buen resguardo mis secretos que he olvidado hasta qué punto he sido verdugo y víctima.

¿Verdugo yo? ¿Víctima? No, ese no soy yo. Te equivocas de persona.

Finjo. Tanto, que juraría no hacerlo.

Mis secretos me acompañan en silencio.

No tienen forma pero pesan.

No tienen boca pero hablan.

No tienen ojos pero juzgan.

No están en mi relato del pasado pero escriben mi futuro.

Me da miedo que un día se derrumbe el muro invisible que he levantado para ocultar esos secretos sin nombre.

Me da miedo que queden a la vista de cualquiera que habite este y otros mundos.

Si un chucho tirando de mis prendas los hiciese caer por mi manga, me sentiría humillado frente a él. Quizás le mataría a palazos por haber visto lo que no debería de ver…

El poder de los fantasmas reside en la oscuridad.

Cuando enciendes la luz, tomas conciencia de su verdadera dimensión.

Cuando les cortas las alas y les bajas del mundo de las ideas, su tamaño se vuelve manejable.

Esto mismo le sucede a los secretos.

Hablar de ellos les pone los pies en el suelo.

Dime cuántas capas de tierra has echado sobre tus secretos y te diré cuán profundo es tu desprecio.

El ocultismo colectivo causa metástasis.

Uno piensa que solo él alberga pasajes comprometidos de su biografía, mientras los demás sujetan su vida con el mismo indolente júbilo de un brindis de champán.

Como los demás piensan igual que el resto,

todos esquivamos la mirada.

Pecadores.

Mil veces puedo afirmar no sangrar por mis secretos. Hasta que no los ponga sobre la mesa, mi amor propio tendrá las pelotas agarradas por ellos.

Me merezco liberarme de esta carga.

Debo dejar hablar al niño para que el adulto pueda contestarle.

Los secretos están enrocados a mis entrañas. La vida ha seguido su curso, pero, al no reconocerlos, el tiempo no ha pasado por ellos. ¡Salid, secretos! ¡Charlemos! Os presentáis ante mí como enemigos, después de abrazaros volveréis a casa como amigos.

No temáis que os oigan, los testigos ayudarán a sellar el círculo.

Lo hecho, hecho está.

¿Así de fácil?

¡Fácil! Jajajaja. Mi estima lleva reptando desde que tiene conciencia de sí misma por lo sucedido, solo digo que ya va siendo hora de levantar la mirada y expandir los hombros.

Soy lo que soy.

Haya hecho lo que haya hecho.

Haya recibido lo que haya recibido.

De hecho, soy lo que soy precisamente por lo hecho y recibido.

No es ningún secreto…

...dios

Hubo un tiempo que te amé.

Luego te maldije.

Ahora te ignoro.

Y cuando la soga se ciña a mi cuello, más aún al de mis seres queridos, volveré a besar tus pies.

¿Mearás sobre mi cabeza como castigo a mi prostituida devoción?

Dicen que eres todopoderoso.

¿Cómo no temerte con lo insignificante que soy yo?

Nada deseo más que poder volar.

Envidio a aquellos que creen que podrán hacerlo de la mano de tus ángeles.

Mi vida en la tierra se haría menos pesada si tuviese el convencimiento de que podrá revolotear en la eternidad.

Quería preguntarte.

A aquellos que renegaron de tu talento para darles alas, llegados a tu cielo, ¿les dejas volar?

Me da miedo que me hayas cogido manía y el día que abandone mi cuerpo, sea el único gilipollas con los pies en el suelo...

Si dios es un cabrón rencoroso estoy jodido, pero conozco a los seres humanos y sé que todos vamos a compartir similar destino.

¿No ha aparecido la fe?

¿Y si hubiera entrado en una forma inesperada pasándome desapercibida?

Si existes, soy hijo tuyo.

Tu sangre corre por mis venas.

Soy padre.

Puedo reprochar las acciones de mis hijos.

No pagaré sus deudas, precisamente para que aprendan a apostar.

Pero nunca les negaré un abrazo.

Hagan lo que hagan.

Sean quienes sean.

Si no puedes ser ese padre, prefiero ser huérfano...

…tu nostalgia

Me aburro a mí mismo de temer perderme.

De este miedo nada queda por hablar.

No temo por irme, temo por los que se quedarán.

Temo no reír con ellos en sus dichas ni llorar a su lado en las desgracias.

Por encima de todo, temo el dolor que pueda causarles mi partida.

Maldita vida, ni para morirme me dejas en paz…

Querría meter entre mis brazos a mis seres queridos y protegerles de las bestias del bosque que quieran comerles. Levantar cercas de espino tan altas, que ni los gigantes puedan traspasarlas.

Con lo que yo he aprendido de la oscuridad, qué injusto desear que los míos nunca abandonen la luz.

Me tranquiliza comprobar que aquellos que han perdido a sus seres queridos siguen con sus vidas.

Seguro que la senda llegó a difuminarse tanto, que en más de una ocasión se dieron por perdidos, pero míralos, ahí van. Si sus pies han podido, ¿por qué no iban a poder los míos?...

...tonto

¿Alguien lo sabe?

Yo lo sé, pero callo por miedo a equivocarme.

Otro se adelanta y responde.

Mierda, para algo que sabía, he dejado pasar la oportunidad de demostrar al mundo que no soy tan tonto.

En una conversación, mastico las palabras antes de liberarlas.

Tengo que asegurarme de no decir nada que delate el tonto que habita en mí.

Ahora puedo hablar.

Por fin, qué ganas tenía de participar.

Al salir de mi ensimismamiento me percato de que hace mucho que la conversación quedó atrás.

Siempre llego tarde a esto de charlar.

Tengo réplica para cada una de tus acusaciones.

Me sorprendo a mí mismo del ingenio con el que te puedo contestar.

Lástima que todas las respuestas se me ocurran cuando ya no estás...

Tener miedo a parecer tonto es como temer ser rubio o moreno.

Si soy tonto, ese rasgo forma parte de mí y no tiene sentido renegar de él.

Si no lo soy, no me pertenece y, por las mismas, no debo expulsarle.

¿Tonto?

No soy tan listo como me gustaría.

¿Tonto?

¿Para quién?

¿Para qué?

¿En qué momento?

¿Durante cuánto tiempo?

Más tonto sería si no me hiciese estas preguntas. Y aún así, tampoco pasaría gran cosa.

¿Esperabas más de mí?

Yo también.

Qué le vamos a hacer, hoy ha salido así.

Mañana mi lengua y perspicacia quizás estén más finas, quizás no. ¿Qué quieres que te diga?

Estoy agotado de representar un papel cada vez que sube el telón.

Indagar sobre cada una de mis palabras antes de ser dichas.

Soy un actor de mi propia vida.

Tonto o no, este soy yo.

¿Tonto o no?

Esas etiquetas me sobran. Son confusas e imprecisas.

Este soy…

...impostor

Soy un incompetente.

Cuantos más años llevo trabajando, más certeza tengo.

¿Los demás no se darán cuenta?

Puede que no, soy un gran impostor.

Me da miedo que un día se destape la farsa y todo se venga abajo.

Perderé mi trabajo.

También a aquellos que tengo engañados.

Perderé a todos, menos a mí, que siempre supe lo que fui.

¿No les sucederá a los demás?

Nada me hace pensar que así sea.

A la mayoría de ellos no les veo grandes profesionales, pero tampoco me parecen grandes fracasados. El punto medio nunca decepciona.

Huyo hacia delante.

Disimulo.

Si obtengo buenos resultados lo atribuyo a la suerte. Si fallo, me derrumbo.

Entre medias, huyo hacia delante.

Disimulo.

Aguanto la respiración.

Y con todo, anhelo que me descubran.

Estoy exhausto de cargar con esta máscara que tan apto y resuelto me muestra ante ti.

En lo único que soy competente es en camuflar mis incompetencias.

¡Aún no puedo creer que no te hayas dado cuenta!...

Si fuese un impostor no sufriría, me vanagloriaría de no ser descubierto.

Siempre pasa igual.

Cuanto más sabes de algo, más consciente eres de todo lo que desconoces.

Solo los necios creen no tener un abismo por delante.

Tengo puntos fuertes y puntos débiles.

Que no sea tan bueno como querría serlo, no me convierte en un inepto.

A veces, me amparo en la idea del impostor para justificar mi pasividad.

De los farsantes no puede esperarse gran cosa.

Cuando afirmo ser un impostor tomo a la gente que confía en mí por imbécil.

Solo un imbécil seguiría recibiendo mis servicios profesionales a sabiendas de mi inutilidad.

No creo que seas imbécil, por tanto…

...impulsividad

¿Se puede temer algo más que aquello que te mueve a su antojo desoyendo tu voluntad?

Si así lo deseo, no me importa acabar dentro de un rosal, pero qué rabia me da pincharme con una sola espina cuando soy esclavo de mi impulsividad.

Sí, solo es una espina,

pero eso ha sido por casualidad.

Bien podría haberme tragado hasta su tallo, o haberte ahorcado en un matorral.

En tan precario equilibrio queda mi destino gracias a mi impulsividad.

No tomo mis decisiones después de un balance de riesgos.

Mi impulsividad convierte en un momento dado mis deseos en actos sin darme opción a hacer pactos.

Estoy sometido a un insondable acto reflejo que flota, quedo, ajeno a la razón.

Expectante.

Al acecho como una fiera agazapada en la oscuridad.

Toda mi vida lidiando con el orden, y mi impulsividad puede llevarme al caos con un leve gesto.

Esta es otra de las cualidades por la que la temo.

No es un muro que con grietas y crujidos va avisando de su deterioro, es un muro que se muestra recio e inamovible y en un parpadeo, se viene abajo entero.

La impulsividad puede desnudarme de todas las prendas con las que me he ido vistiendo como si fuesen papel mojado.

Mi sensatez pasa de ser lúbrica a tinta corrida en un suspiro.

A su lado soy un pelele, un retrasado, un ser patético cuyos deseos no son más que hojarasca en un vendaval...

No quiero deshacerme de la falsa impulsividad.

Esa que me llevó por un camino aparentemente elegido al azar, pero que en el fondo de mí sabía que era mi lugar.

A veces, la impulsividad es una aliada que me ayuda a saltar al agua helada del lago un día de verano.

La impulsividad es la única forma que encuentro de vencer el miedo.

A falta de tener el valor de saltar desde la razón, me quedo con este atajo que me brinda la emoción.

El enemigo más peligroso es aquel que viene sin avisar.

No te da opción a prepararte.

Pocas flechas son tan inesperadas como las que lanza la impulsividad.

No queda más remedio que a la menor señal de su presencia, a la menor, darle caza.

Un segundo después será casi imposible pararla.

Es muy difícil coger una flecha al vuelo.

Mejor matar al arquero antes de que haga volar los instintos por los cielos.

Hay algo que me gusta de mi impulsividad.

Me hace menos encorsetado.

Puntualmente esclavo de mis impulsos, pero libre del qué dirán, de hacer siempre lo sensato, de ser una máquina bípeda de infalible precisión.

Es agradable encontrar algunas líneas en blanco en tu guion.

La impulsividad pone esa pizca de desorden que necesita toda vida para ser existencialmente ordenada.

La impulsividad es una mecha.

Muy corta.

Si se encendiese pero acabase en un jardín, se apagaría entre las flores.

Es cuando termina en un polvorín cuando todo salta por los aires.

La explosión no es por la impulsividad, sino por la bola de fuego que albergo en mi interior deseando salir.

La impulsividad es su válvula de escape.

La solución final no es huir de mi impulsividad, es mojar la pólvora que guardo en mi interior.

Hasta que no me deshaga de esa rabia soy una bomba de relojería.

Es un calambrazo.

Poderoso como un relámpago.

Pero sí,

si lo dejo pasar,

la tormenta da paso a un inmaculado cielo azul celeste...

...decidir

Tengo que acertar.
No puede ser de otra forma.
¿Cómo puedo estar seguro de estar haciéndolo?
No puedo,
por eso no decido.

Pienso.
Rumio.
Decido.
Pospongo.
¿Estoy seguro?
No.
Sí.
No.
Casi sí.
No lo suficiente.
Pienso.
Rumio.
Decido.
Pospongo.
La vida se me va entre tanto.

Hay algo que temo más que las pérdidas derivadas de equivocarme,y es equivocarme.

Perder dinero, tiempo o personas me da rabia, pero equivocarme, es como meterme un trasatlántico por el culo y hacer sonar todas sus bocinas a la vez.

Nadie quiere eso,

por eso mi trasero aplaza la decisión hasta el borde del acantilado.

Me da miedo que pienses que soy un cobarde y un indeciso. Temo mucho más que descubras que soy un imbécil.

Lo soy,

pero prefiero mantenerlo en secreto.

Por eso doy tantas vueltas antes de decidir,

es mucho lo que me juego…

No caeré en el error.

Decidir es hacer.

Hasta que no haga,

no habré decidido.

Decidir ir por la derecha, inevitablemente, es dejar de ir por la izquierda.

Tengo que superar la tendencia de mi cuello a mirar siempre la senda descartada.

Si no aprendo a renunciar no podré decidir,

nunca quedaré en paz con mis decisiones.

Sería idiota si me centro en lo malo que tiene mi elección y en lo bueno de mi descarte.

Si hago esto, no habrá decisión en el mundo con la que esté conforme.

¿Qué broma es esta por la que en el momento que doy la espalda a una opción, es cuando más atraído me siento por ella?

No me recrearé en los cantos de sirena de la alternativa abandonada.

Decidir está sobrevalorado.

Como si colocarte en el camino correcto hiciese fácil recorrerlo durante los próximos treinta años.

Idealizar la decisión es un acto infantil propio de vagos.

He decido casarme. He decidido cambiar de trabajo. He decidido no tener hijos.

Más allá de los primeros metros, la verdad es que no he decido nada.

La felicidad no es una oposición en la que te dejas la piel un tiempo acotado y luego tienes garantizada la nómina.

¿Hacer lo correcto?

No entiendo esa pregunta.

Dos más dos son cuatro.

Pocas cosas en la vida de las personas son tan simples como las matemáticas.

¿Perdono una infidelidad?

Sí. No. Qué más da.

Más importante que la decisión, es qué hago con ella en adelante.

La decisión solo me permite elegir el arma, no escapar de la batalla.

¿Estoy decidiendo bien?

Dicho lo dicho, esa pregunta ha dejado de interesarme…

...suspicacia

Me da miedo que me tomen el pelo, pero más miedo me da no darme cuenta de que lo están haciendo y sonreír como un bobo mientras posan su mano sobre mi hombro.

¿Yo?
¿Lo dices por mí?
Pues ya puedes irte yendo a tomar por el culo.
¿Que malinterpreto tus palabras?
Bueno, en este asunto prefiero no pillarme los dedos.
Prefiero pecar de bruto que de memo.

Sé por qué has hecho eso.
Sé lo que significa esa cara.
Sé lo que esconcen tus palabras y tus silencios.
Puedo desconocer muchas cosas, pero no soy gilipollas.
Sé que si me doy la vuelta, me clavarás tu envidia por la espalda.
Quizás no hoy, ni mañana, pero tu mirada te delata.

Me mientes.
Aún no sé por qué, pero lo haces.
Y para bien no es.
Seguro que es para humillarme, o aprovecharte, o echarte unas risas con los demás a mi costa.
Vas listo si crees que voy a ponértelo fácil.
Hablaré poco. Pensaré dos veces lo que digo y lo que hago.

Te miraré fijamente a los ojos, te haré preguntas trampa, no daré ningún paso en falso que te ponga mi cabeza en bandeja de plata.

Estoy seguro de que debajo de ese resplandeciente ramo de margaritas llevas escondido un cuchillo.

Dirás que no, porque todos los embaucadores negáis vuestra condición.

Ya sé por qué me has dicho que lo haces.
¡A saber cuáles serán tus verdaderas intenciones!
Lo único que sé de la condición humana,
es que no sé nada.

¿Por qué sé que la gente es despiadada?
Porque yo lo he sido.
A veces, aún lo soy…

La gente no tiene malas intenciones.
A veces van a la carrera y pueden pisarme el pie.
No quieren lastimarme, quieren llegar pronto.

El mundo no es hostil, pero debo cuidarme de no convertirme en un daño colateral.

Solo un niño miedoso saldrá a la vida con metralletas y granadas,
los adultos que confían en sí mismos se bastan con sus manos.

Si de lo que me acusas es cierto,
por qué avergonzarse.
Si es falso,
por qué avergonzarse.

Si quieres joderme sé claro.

Ante la duda,
concluiré que deseas mi bien.

Piensa mal y acertarás.
Esa frase no solo la dijo un idiota, sino un gran cobarde.
Piensa bien y acertarás.
Esa frase la dijo otro idiota, pero al menos este era valiente.

«Sé lo que estás pensando. Te conozco bien», suelo decirte.
Mejor me conozco a mí mismo y a veces no sé por qué hago lo que hago.
Actuaré, por tanto, de acuerdo a los hechos, no por suposiciones.

«El que ataca primero tiene las de ganar».
Si confío en mí mismo podré echarme a tomar el sol con los ojos cerrados.
Para pelear siempre hay tiempo.
Soy fuerte, no necesito jugar con ventaja.

No puedes humillarme.
Hay cosas de mí que me cuesta encajar.
Me avergüenzo de ellas.
Prefiero que no se ventilen.
Pero si te sientas frente a mí a burlarte,
y llamas a los demás para que se unan a la fiesta,
no saltaré como un resorte,
ni me negaré por tres veces.
Eso me alejaría de mi propósito.
Quererme a pesar de no gustarme todo de mí.
Quererme a pesar de vuestro ninguneo.

Estás molesto conmigo.
Es normal en las relaciones humanas.

Todos nos caemos mal de vez en cuando.

La mayoría de las veces solo quieres escupirme,

no es culpa tuya que tenga un corazón que se ahogue con tan poco.

Mi venganza es desmedida.

Lo que no hace sino demostrar que mi herida ya estaba abierta antes de que tú vinieras.

No me distraeré destruyéndote,

tengo mucho que trabajar conmigo mismo…

...competitividad

Me da miedo que la luz de la competitividad me atraiga tanto, que me quede paralizado como un animal ante un destello en la carretera.

Me da miedo obcecarme hasta tal punto, que parezca que en mi vida no exista otro propósito que alcanzar esa luz.

Me da miedo competir hasta con las piedras por ver quién gana a la quietud.

¿Que no puedo?
Por mis cojones que sí.
¿Que no me has dicho que no pueda?
Bueno, por si lo has pensado.

Te tengo calado.

Debajo de ese recatado discursito de todos somos iguales sé que te crees mejor que yo.

No eres mejor que yo. ¡Me oyes! No eres mejor que yo.

Te lo demostraré, me cueste lo que me cueste. Me cueste, lo que me cueste.

Si tú puedes.
Yo puedo.
No poder sería reconocer que estoy por debajo de ti.
No me digas que he tenido mala suerte.
Cuando te gane, ya te consuelo yo a ti.

Una vez te haya adelantado, tendré piedad.

Hasta entonces, solo dejaré que me mueva la rabia que me causaría recibir tu clemencia.

La misericordia es el aroma que desprenden los ganadores, que se impregna en amarga fragancia en los perdedores.

No soy ningún perdedor, puedes hacer un nudo a tu lástima y ahorcarte con ella.

Te ganaré.

¿Lo pones en duda?

Acepto el reto.

Tú dos,
yo tres.
Tú diez,
yo cien.
Tú más que yo,
yo más que tú…

Todo lo que ha logrado la raza humana ha sido desde la competitividad.

Competimos con otros, con nosotros mismos, con la naturaleza e incluso con los dioses.

La competitividad tiene un punto divertido y enriquecedor.

Cuando ese punto es seguido, se convierte en amargo y desolador.

Es absurdo competir para demostrar que soy mejor que otro.

Inevitablemente, otro día, con otra persona, o en otra disciplina, seré peor.

Si establezco mi amor propio en ganar,
habré perdido la partida antes de empezar.

¿A quién quiero demostrar que puedo hacerlo?
¿A mí?
No.
¿A ti?
Tampoco.
Es a alguien que traigo de mi pasado.
Ya que tanto me gusta competir, me retaré a mí mismo a descubrir quién es.

No digo que sea gilipollas, pero cuando me afano en mostrar mis lustrosas plumas como un pavo real en celo, actúo como tal.
Es agotador ir constantemente preparado para demostrar que soy tan o más competente que tú.

Mi mayor victoria será cuando pueda gritar:
¡He perdido!...

...niebla

Desesperanza.

Desilusión.

Desamparo.

Son palabras cuyo verdadero significado he desconocido hasta que he estado deprimido.

Aún no puedo creerme que ayer mismo caminase tan erguido.

Mis ilusiones me sustentaban, la compañía me agradaba y el futuro me tendía la mano.

No puedo entenderlo.

¿Cómo he llegado aquí?

¡Cómo!

Esta niebla no deja ver nada alrededor,

su opacidad es là de un bloque de hormigón.

Si no sé dónde voy, ni de dónde vengo, es absurdo cualquier movimiento.

Me quedaré aquí quieto. Sin comer. Sin pensar. Sin soñar.

Cada respiración me cuesta un triunfo.

Quizás, un día levante la bruma.

Llevo tanto tiempo abrazado a esa esperanza que la humedad de esta maldita niebla la ha vuelto escurridiza.

La verdad es que no creo que escampe, y si lo hiciese, ya nunca volverá a ser lo mismo. Ya no seré el mismo.

Esta niebla es tan cruel que no me deja ver ni el árbol del que quiero ahorcarme.

El futuro es un festival de tropiezos y desconciertos que no deja de repetirse en mi cabeza.

El pasado, una gramola de desganas y desdichas.

Las personas poseen el valor del oro para un gusano.

Mi propio aliento me es indiferente. Vacío. Hueco.

Cualquier visión amable que alguien ofrezca sobre mí es un engaño. Lo veo claro como las palmas de mi mano.

Esto es así.

Estoy tan seguro de lo que digo, de lo que siento, como de mi nombre.

La niebla ha ocultado todo a mis ojos menos la verdad.

Una verdad que se desangra sobre mí con la nitidez de un día de verano:

La vida no tiene sentido…

La niebla, por cegadora que sea, siempre acaba por levantar.

Uno recuerda esta máxima, pero esta maldita niebla pegadiza te hace dudar hasta dónde es posible dudar de algo.

Cierto, aunque eso no cambia que la niebla siempre acaba por levantar.

A los bancos de niebla azarosos no hay que prestarles atención.

Los episodios de desánimo no solo son inofensivos, sino a la larga nutritivos.

No se puede avanzar permanentemente sin dar un paso atrás,
si no queremos que ese avance frenético parezca una huida.

Cuando estoy deprimido,
no puedo fiarme de mí mismo.

La niebla no es un enemigo.

La niebla es un aviso.
No se llora por nada,
se llora por una voz no atendida.

Mientras la bruma me engulle,
andaré.
No dejaré de avanzar.
Porque cuando uno anda,
aunque sea a tientas y a trompicones,
entre lágrimas y maldiciones,
siempre, siempre, acaba por dejar la niebla atrás…

...rutina

Tengo miedo a sentarme en una piedra y que el viento, meciendo la ardiente paja bajo un sol en retirada, no exalte los poros de mi piel.

Miedo de que el tintineo del agua rebozándose ladera abajo no me incite sin remedio a descalzarme y remojarme los pies.

Tengo miedo que el poder de atracción de la acolchada bóveda del cielo sea menor que el que ejerce sobre mí la mundanidad.

Miedo a apoyar la espalda en el tronco de un árbol atemporal y hablar de la fugacidad en vez de la eternidad.

Miedo a pasear por mi ciudad y que sus gentes, parques y edificios no me hagan levitar.

Tengo miedo a acariciar los cabellos de mi pareja entre mis dedos y no sentirme el hombre más poderoso del mundo.

Tengo miedo de ver alejarse la silueta de mis hijos y poder parar de llorar y reír.

Tengo miedo de contemplar mis manos, comer o beber un vaso de agua, y no sentirme la persona más afortunada de los confines del universo.

Tengo miedo de que la malnacida rutina me vuelva un ser miserable rodeado de riquezas. Ciego y sordo, cuando la abundancia de mi vida me grita con su luminosidad...

La rutina es cómoda,
los féretros también.

Aun teniéndolo casi todo, me siento vacío.
Más triste que un pobre,
es un rico mendigando.

La rutina es un veneno que, cuando te quieres dar cuenta, ya te ha matado.

Tengo miedo a la rutina, digo.
Acierto al temerla.
La rutina devora el color a mi vida hasta desteñirla.
Pero cuidado.
Huir de la rutina no deja de ser una rutina en sí misma.

Puedo alargar mi vida con solo hacer hoy, algo distinto a lo de ayer.
La novedad vuelve los segundos eternos…

...hijo

Cuando era un niño tenía miedo a defraudar a mis padres, ahora que no lo soy, temo defraudarles aún más.

Papá. Mamá. ¡No necesito vuestra aprobación!

Eso lo digo porque no me ha quedado más remedio que darla por perdida.

Durante años he sido la imagen que me han devuelto tus ojos.

Un suspiro de más, me cortaba el aliento.

Tus ronquidos cuando veíamos mi película preferida, me quitaban la alegría.

Me da miedo adelantarte.

Hace tiempo que puedo hacerlo, pero no quiero.

¿Será por no dejarte atrás, o por rehuir la responsabilidad de ir yo abriendo camino?

Si me dices que estoy equivocado cuando aseguro que dos más dos son cuatro, en el fondo de mí, por muy alto que grite el cuatro, pensaré que son cinco.

No necesito que me quieras.

He dicho que no necesito que me quieras.

Te lo puedo gritar si quieres. ¡No necesito que me quieras!

La repetición es tan poderosa que puede dar vida a dioses invisibles,

pero nunca podrá convencerme de algunas mentiras por mucho que las rece…

No sois MIS PADRES.
Os quiero como lo que sois: Luis y Carmen, papá y mamá.
Ha llegado el momento de que os quite el halo de divinidad.

Es verdad, me es imposible no quereros.
Pero si no os ganáis mi amor,
no tendréis mi calor.

No estoy dispuesto a mantener una relación unida por el azar.
O ponemos ambos de nuestra parte,
u os querré en la distancia.

¿Defraudaros?
¡Pero a quién!
No podéis ganar una discusión entre adultos diciendo: «Somos padres y eso nos hace tener la razón».
Ser padre solo es un salvoconducto con los niños.
Y ya no soy un niño.

Prefiero tus aplausos a tus abucheos.
¡No sabes hasta qué punto!
Ahora bien, no juzgaré el valor de mi obra por la opinión de dos espectadores…

...mentiroso

No valgo.
No soy nadie.
Nada bueno me pasará.
Nada bueno haré.
Nadie me querrá.
Estropeo todo lo que toco.
Nada hago por lo que merezca ser querido.
Soy tonto...

Estoy harto del mentiroso que llevo dentro.

¿Quién me ha lanzado todos esos embustes a lo largo de mi vida?

Yo, he sido yo.

Las voces de la infancia perecen, es el eco de la madurez quien brinda la eternidad.

Mi cerebro es la cueva donde años tras año rebotan esas ideas.
Qué importa quién habló,
importa quién habla.
Yo, siempre yo.

Aprovecho el más mínimo descuido para destruirme.
Un error es una catástrofe.
Un descuido, la confirmación de mi idiotez.

Mi mentira es: si no haces todo bien, eres una mierda.

Dicen que se pilla antes a un mentiroso que a un cojo.
Eso es cuando las mentiras no te las dices a ti mismo.
No puedes pillar a quien no buscas.
Mi mayor mentira es no creerme un mentiroso.

No valgo, soy tonto, todo me saldrá mal, estropeo todo lo que toco, son las grandes mentiras de mi vida.

¡Basta!...

...envidia

Odio a la gente.
Deseo el mal a todo el mundo.
Tengo horribles pensamientos secretos sobre ellos.
Si me oyese a mí mismo en voz alta me daría asco.
Tu felicidad hace aún más amarga mi tristeza.
Tus logros, más profundos mis fracasos.
Tu belleza, más hiriente mi fealdad, y tu fortuna, más sonoras las carcajadas de mis infortunios.
¡Por dios, cuánto te odio!
¿Por qué tú, y no yo?

Muere.
Sufre.
Sé ridiculizado.
Arruínate.
Llega al final de tus días rodeado de gatos que se coman tus restos cuando tu cuerpo se enfríe.
Fracasa.
Qué gusto sentarme en el sofá con unas pipas a disfrutar de tu mal.

Tienes lo que más deseo y que yo nunca podré tener.
¿Te lo mereces?
Sí, no, qué más da.

¿Me lo merezco yo?
Sí, no, da igual.
Lo único que importa es que yo no lo tengo ni, muy probablemente, lo tendré…

No te odiaré por tenerlo.
Intentaré no apartarme de ti.
Sé que no eres culpable de nada.
Pero si estar a tu lado es un constante recordatorio de lo que no tendré,
tampoco me culparé a mí mismo por alejarme.

Todos tenéis algo que yo envidio,
como yo, aunque me cueste creerlo,
poseo algo envidiado por vosotros.
Debemos intentar no alejarnos los unos de los otros, compartir nuestras carencias y disfrutar nuestras abundancias.

Al ganarte nace en mí la misericordia.
Es entonces cuando te deseo lo mejor y me inundo de pensamientos saludables hacia el prójimo.
No soy mala persona,
tan solo estoy lleno de miedos.

He descubierto por qué te envidio.
Quiero ser la flor más llamativa del jardín.
Cuando me deshaga de esta condena, los celos se marchitarán…

...no discernir

Me da miedo luchar donde debería descansar y aceptar.

Me da miedo dejar caer los brazos donde debería rebelarme y pelear.

Qué agotador todo el tiempo que llevo empujando puertas que no cederán,

qué absurdo todas las piedras que arrastro y que, con algo más de tesón y valor, habría podido deshacerme de ellas...

¿Lucho por arrogancia? ¿Renuncio por cobardía?

Estas preguntas deben acompañarme a todas partes.

Si me roban diez euros, pero podría haber conseguido que me robasen cinco, me sentiré un pobre diablo.

Si me roban cien mil euros, pero estaba dispuesto a perder doscientos mil, seré como tío Gilito saltando entre montañas de oro.

Si me encontrase al genio de la lámpara,

le pediría el deseo de saber discernir cuándo luchar y cuándo ceder.

Los otros dos deseos los usaría para conceder mi primer deseo a las dos personas que más quiero en este mundo...

...tinieblas

Si muriese alguno de mis hijos,

arrojaría este libro contra el suelo.

Lo pisotearía hasta dejarlo tan maltrecho como ha quedado mi corazón.

Ya quisiera.

Si eso sucediera no tendría fuerzas ni para odiar.

Solo le pediría a dios que me ayudase a dejar de respirar.

No hay fauces más oscuras que aquellas que amenazan con devorar a mis hijos.

No es miedo, es terror.

Tampoco es terror. Si está en un diccionario, esa palabra no puede expresar mi dolor.

¿Cómo llamar a la obligación de seguir viviendo cuando la vida ha perdido todo su sentido?

A partir de ese día, y en adelante, deambularé en círculos entre las más tenebrosas de las tinieblas que ha parido la noche...

Quizás, solo quizás, un día recoja el libro de mis pies y vuelva a leerlo.

No es poco.

He de aprender a bajar los brazos y decirme:

Que sea lo que tenga que ser.

Nada puede requerirme más esfuerzo que no hacer nada en aquello por lo que estaría dispuesto a hacerlo todo.

Otros han podido.

Quizás pueda yo.

No, yo no podré.

Eso mismo afirmaron los que luego pudieron.

¿Y si soy de esos pocos que no pueden?

Pues no podré, ya he dicho que sea lo que tenga que ser...

…abandono

No me dejes.
Por favor.
Estoy dispuesto a hacer lo que quieras,
pero no me dejes.

Me da miedo quedarme a solas conmigo mismo.
Me dan miedo los gritos del silencio.
Me da miedo volver a avanzar sin llegar a ninguna parte.
Me da miedo cómo se llena de vacío mi alma cuando tú no estás.

Sea o no un error decirlo:
te necesito.
No hay vuelta atrás.
El canto de los pájaros, el rumor del arroyo, el baile de las hojas, los suspiros del viento, la altivez de las montañas y la coquetería de las nubes no son nada si no merodeas mi bosque.
Si no estás, la desolación entra en él como un brusco invierno cuyo manto helado acalla la vida bajo la inmaculada blancura de su bozal…

No he de buscar el amor desde el miedo.
Debo temer vivir sin amor,

pero son muchas las formas de amar y sentirse amado.

La pérdida es el invierno.
La vida tiene cuatro estaciones.

Te respeto.
Sé que no siempre tengo razón.
Dos solo es igual a uno cuando cada una de las partes está dispuesta a negociar su mitad.
Eres mi apuesta.
Te has ganado mi amor.
Pero mi corazón no se parará cada vez que me des la espalda en una discusión.

Mi miedo al abandono me hará abandonarme a mí mismo.
Me volveré celoso y posesivo.
Te agobiaré.
A una subida de tu mentón me arrodillaré.
Estas actitudes me restan atractivo.
Mi miedo al abandono propicia el abandono.
A las víctimas se las quiere salvar, no follar.

Te necesito.
Bien, el romanticismo es un árbol que no debe faltar en ningún bosque.
Te deseo, no te necesito.
¿Desear hasta evaporarte es necesitar?
No.
El ardor con el que mis pulmones se agarran al aire es necesidad, el ansia con la que mi corazón busca en tu sonrisa el motivo para seguir latiendo es poesía.
Ambos son auténticos,
solo uno de ellos puede matarme.
¿El desamor puede ser mortal?

No.

La falta de aire mata, si muero porque me has abandonado soy yo el que se habrá suicidado.

¿Cómo?

No dejándome de decir que te necesito…

…inconsciente

Me da miedo la trastienda de mi inconsciente.
Por ella vagan mis demonios.
A veces rugen, más a menudo lloran.

Todas las capas de hipocresía que me cubren quedan reducidas a cenizas en sus calderas.

Impasible, desde el quicio de su sonrisa burlona, la bestia me contempla.

Sus emociones son primitivas e infantiles, rezuman la pureza del magma de la tierra. Pura lava sensitiva.

Diría que esa bestia es un ser del inframundo si no fuese porque sus ojos delatan ser míos y no tuyos.

Con lo segura que se muestra al exterior mi mirada, me avergüenza ser dueño de esos ojos saltones que tienen los animales ante el fuego.

No era consciente de tener tanto miedo.

No es bestia por malvada, lo es por despojarse con tanto desprecio de la máscara de humanidad con la que llevo cubriendo toda la vida al animal.

Me merodea en duermevela, cuando tengo hambre, cuando mis nervios se destemplan, y como un salvaje sediento de sangre, de autenticidad, al llegar la luz y la civilización, mi inconsciente se pierde en la impenetrable espesura de la selva, buscando cobijo en las quedas tinieblas de mis orígenes…

Para un ser que desde que nació tapa su desnudez con harapos, es comprensible su desconcierto cuando la naturaleza le devuelve el reflejo de lo que es, y no de lo que quiere ser.

Soy pasión. Soy pavor.

Soy humano y animal.

No he de asustarme cuando me pille caminando a cuatro patas. Tener el centro de gravedad más abajo que cuando voy erguido me libera de la presión de desequilibrarme.

Ser humano es una empresa en la que uno tiene la permanente sensación de que, al menor descuido, puede tropezar y meterse la gran hostia.

Por otro lado, andar me da una elevación que hace que los sueños se hagan realidad.

Tanto el animal como el humano son una condena y una liberación.

Haré como los simios y me encorvaré o erguiré según convenga para la ocasión.

Tengo miedo.

Tengo pánico.

Estoy rabioso.

Dudo de mí.

Me doy asco.

No.

Me doy asco por tener miedo, pánico, rabia y dudar de mí.

Acepto mis debilidades, la oscuridad tras la fachada de luz.

¿Por qué iba a avergonzarme por ser un animal que teme la noche?

Estoy orgulloso de sentar en la misma mesa a la bestia y al humano.

Instinto y razón.

Aceptación y ambición.

Leo poesía y aúllo a la luna llena…

...todo huye de mí

Huye la vista, el pelo y la coordinación motora.
Huye el futuro espantado por el pasado.
Huye la lozanía de mis hijos.
Huyen las cosas que me quedan por hacer.
Huyen los años.
Uno a uno, van huyendo mis seres queridos hacia lugares inventados por los hombres cuando uno se va para no volver.
Huye la memoria.
Llegado el momento huirá hasta la sensatez.
Huye la novedad.
Huye la tersura de mi piel.
Huye mi vida como las huellas de mis pies se desvanecen cuando, paseando por la orilla, una y otra vez la ola del tiempo se desliza sobre ellas.
Todo huye, menos el miedo...

No tendría la sensación de que la vida huye si no la persiguiera.
Las experiencias vienen y van, no hay que aferrarse a ellas.
Es fácil decirlo.
Me sería más sencillo comer piedras.
Aún tengo tiempo para aprender a hacerlo.

Nada huye, todo viene y va.

En el movimiento está la armonía.

Tengo que repetírmelo muchas veces si quiero hacerlo digerible.

Nada huye, todo viene y va.

En el movimiento está la armonía…

...error

He fallado. Soy idiota.
Has fallado. Eres idiota.
Me ha fallado. La vida es idiota.

Estoy rodeado de idiotas.
Esperar que sean menos defectuosos es una pérdida de tiempo.
No tenemos arreglo. Siempre acabamos por fallar.
Mejor no hacerse ilusiones.
¡Es que nadie sabe hacer una puta cosa bien en esta casa!

Si coloco todas las fichas de un puzle menos una, solo seré capaz de ver la que me falta.
¿Y si el puzle tiene un millón de piezas?
Da igual...

A los puzles siempre les faltan piezas.
Menos al de los niños, que el Taj Mahal viene dividido en cinco partes.
En los puzles de los adultos un grano de arena está desmontado en cinco mil pedazos.
La perfección solo está al alcance de los conformistas, ajenos al detalle.
Solo los necios hallan la perfección, porque solo ellos son tan inocentes de creer que pueden poseerla.

Vivir es jugar, no ganar…

...huir hacia delante

¿Quiero lo suficiente a mi pareja? ¿En el futuro el amor será más fuerte que las tensiones que nos alejan? Seguiré...

Aun encontrándome bien, mi cuerpo no es el de antes. ¿Mis fieles vista, oído, neuronas, corazón y estómago romperán definitivamente relaciones conmigo un día de estos? Seguiré...

Hay amistades como el cristal: sólidas y frágiles a la vez. ¿Cuánto aguantaremos aquello que tanto detestamos del otro? Seguiré...

El trabajo va bien, ¿pero qué oráculo puede garantizarme que lo conservaré? Seguiré...

Seguiré, aunque no estoy seguro de dónde acabaré...

A veces para avanzar es necesario aceptar algunos cabos sueltos.

Son aquellos surgidos de la humildad de quien reconoce no poder esperar controlarlo todo para apostar.

Huye menos el que decide sin certezas, que el que espera y espera...

Otra cosa es cuando en mi interior sé, que continuar no me lleva a ningún lado, pero el miedo a parar me hace seguir avanzando.

Huyo de los cambios, aunque eso conlleve arrastrar pesares.

No debo darle más vueltas.

Si algo me hace mal no debo llevarlo conmigo por miedo a perderlo.

Con un corte limpio e incisivo debo seccionarle la cabeza, aunque eso conlleve perder también lo que de bueno tiene.

¿Por qué dejarlo si algo bueno tiene?

Todo lo malo algo de bien te hará, y todo lo bueno algo malo te aportará.

El balance positivo, sea cuantitativo o cualitativo, me dirá quiénes serán mis compañeros de viaje, no el miedo…

...terroristas

Estoy cansado.

Atrapado día y noche en tus amenazas.

Soy rehén de mis miedos.

Sé que mis miedos son irracionales.

Me lo digo constantemente.

Me siento ridículo no pudiendo librarme de unas cadenas hechas de viento.

Y a pesar de todo, no consigo deshacerme de ellos.

Mis miedos ejercen sobre mí un poder devastador.

Mis vísceras anulan mi razón.

Las palabras son una bonita soga de seda incapaz de ahorcar mis miedos.

Con ellas tengo la sensación de que les venzo, pero sigo en el mismo punto que cuando me conocieron.

Me da pánico que mis miedos cumplan sus amenazas.

Estoy casi seguro de que van de farol.

Y con todo, me siento incapaz de ver sus cartas.

A lo largo de los años he aprendido a racionalizar mi postura, pero eso no hace que deje de ser una huida.

Tengo tanto miedo al miedo, que estoy dispuesto a pagar cualquier rescate.

Me rindo…

Hasta aquí.

Pon el cañón de tu revólver en mi sien y aprieta el gatillo.

Es un tambor con muchos orificios para una sola bala.

Con todo, aunque improbable, quizás mi cabeza salte en mil pedazos.

Si es así te odiaré hasta donde sea posible odiar, y luego descansaré en paz.

Se acabaron la diplomacia y las buenas maneras. Contigo no se puede ir de buenas.

Voy a salir de esta habitación.

Comprendo tus propios miedos.

Un terrorista sin un rehén no es nadie, no tiene ningún valor y desaparece.

Voy a darte la espalda y a salir por esa puerta.

Noto el cañón apuntándome en la nuca.

Puedes quitarme la vida, pero no mi libertad.

No usaré tus embustes como una excusa para deshacerme de la responsabilidad que tengo en mi destino.

No viviré sometido a ti.

Si no salgo de esta habitación hoy, nunca saldré.

Tú cada vez serás más grande y yo más pequeño.

Te alimentas de mi miedo.

Si hoy me asusta tu tamaño, ¿qué no me asustará mañana?

Si no salgo de esta habitación, me sentiré encañonado allá donde vaya.

Ya no temo morir, equivocarme o ser rechazado.

Haz lo que tengas que hacer.

Yo haré lo que debo de hacer.

Te he escuchado, y ahora voy a darte la espalda.

Date prisa en disparar, cuanto más me alejo menos miedo me das.

¿Nada? ¿No martilleas tu arma?

¡Ajá, lo sabía! Tu poder estaba en la palabra, no en la espada.

No te preocupes, no voy a cortarte la lengua.

Me hace mucho bien escucharte.

Hablemos largo y tendido, pero no olvides que yo decido.

He dejado de pertenecerte...

No temo al miedo

Estoy lleno de miedos e inseguridades.

Los cambios me descolocan.

Las frustraciones me irritan.

Las críticas me destrozan.

El miedo a la muerte es una constante.

La soledad me asfixia.

Las dudas son una certeza.

El inconformismo una segunda piel.

La sola idea del abandono me horroriza.

La impulsividad me vuelve imprevisible.

Mi sensibilidad está a flor de piel.

Al menor descuido me siento atacado.

Puedo sentirme desbordado por las responsabilidades más insignificantes.

Mi sadismo me desconcierta.

Me siento retado por la mirada de un bebé.

La rutina me hace fantasear con el suicidio.

Quiero ser el mejor en todo. Ganar a todos.

La envidia me corroe.

Compenso mi pequeñez subiéndome a un peldaño de fantasía que me permita mirarte por encima del hombro.

El error me tortura. Mis inútiles esfuerzos por impedirlo me torturan aún más.

Estoy lleno de necesidades absurdas que me hacen sentir profundamente absurdo.

Por cada día que la existencia me parece sencilla, nueve no sé por dónde agarrarla.

El futuro me aplasta y el pasado me lastra.

Las noches son campos de amapolas plantados en el infierno por donde vaga mi insomnio.

Siento el tiempo como un bloque de hielo que sujeto en medio del desierto.

La felicidad se escurre entre mis manos al menor descuido.

Mi fragilidad es tan pura que me siento traslúcido.

Soy un cascarrabias que saca pegas a las gotas de rocío que descansan sobre el pétalo de una flor.

Una voz, primitiva y familiar, me reclama desde las tinieblas desde que tengo uso de razón. Retroceder es mi instinto, esconderme mi salvación.

Esto soy.

En parte, nunca dejaré de serlo.

¿Debería hablar ahora de mis virtudes y fortalezas?

No veo por qué.

Nada malo he dicho de mí y, por tanto, nada bueno he de decir.

¿Cuando afirmamos que en otoño llueve, debemos aclarar a continuación que en verano hace calor?

Las estaciones no se justifican unas a otras. Se complementan.

Los miedos son tan nuestros como el frío del invierno.

Ni nos engrandecen ni nos empequeñecen.

Ni debemos temer sus amenazas ni temer tenerlos.

No seríamos quienes somos sin ellos.

Tan solo soy lo que soy.

Y, a partir de ahí, crezco.

Vida y muerte.

Furia y paz.

Luz y oscuridad.

Sueños y realidad.

Aceptación y rebeldía.
Diversión y responsabilidad.
Egoísmo y generosidad.
Risas y lágrimas.
Arrogancia y humildad.
Ilusión y decepción.
Pasión y rutina.
Trabajo y descanso.
Gratitud y gratitud.
Orden y caos.
Miedo y valor.
Razón y emoción.
Equilibrio…

AGRADECIMIENTOS

Gracias Mariano por ayudarme a mimar la presencia de las palabras.

Cualquier excusa es buena para dar las gracias a mi pareja, familia, amigos y demás seres queridos. ¿Qué os agradezco? Haber hecho lo más difícil: existir.

Gracias a María Jesús Álava Reyes, Pablo Remón, Cristina Almaraz, Luis Folgado y Ángel Gómez Jiménez, por haber escogido palabras tan bellas y bien hilvanadas para presentar este libro.

Mil gracias a mis pacientes. El mejor ejemplo de inconformismo bien entendido que conozco. La ambición que ponéis en aprender a no ser sometidos por vuestros miedos, es toda una inspiración para mí.

Por último, quiero dar las gracias a mis miedos. Sin vosotros, no podría saber lo valiente que puedo llegar a ser.

Esta edición se terminó
de imprimir
en España
en marzo de 2021

Made in the U
Monee, IL

Made in the USA
Monee, IL
04 November 2026

67384625R00098